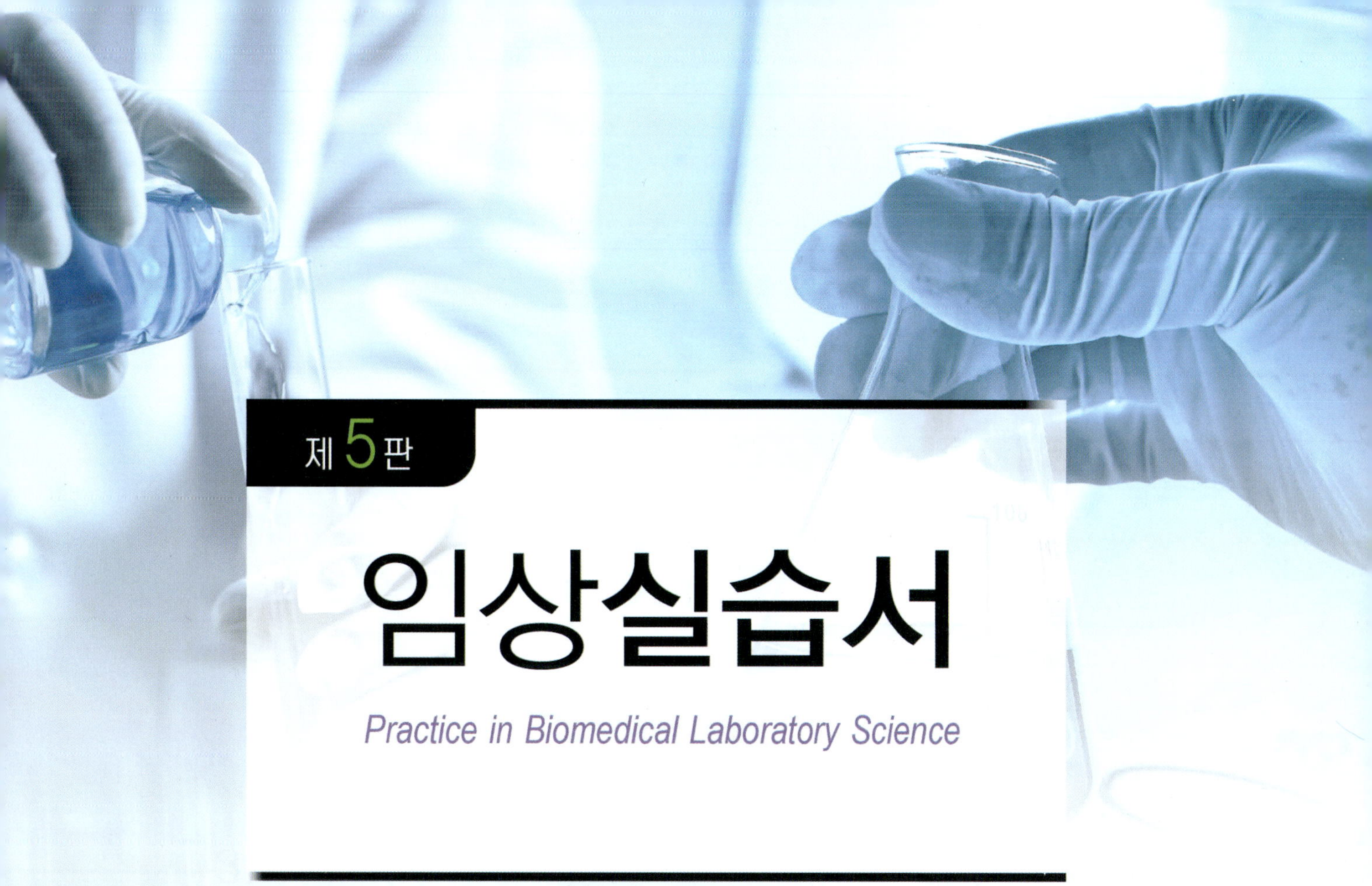

제 5 판

임상실습서

Practice in Biomedical Laboratory Science

대　　학 : ....

성　　명 : ....

실습병원 : ....

실습기간 : ....

목 차

I. 임상실습

임상실습은 일차적으로는 임상병리학을 교육하는 대학에서 실시하지만 실제 상황과는 상당한 차이가 있기 때문에, 대학에서 습득한 이론을 기초로 하여 실제의 행동, 경험, 응용 등을 미리 체험해 봄으로써 현지 적응에 필요한 기술을 습득하기 위한 한 과정으로 볼 수 있다.

따라서 이 과정은 단편적인 검사방법의 경험을 위한 것이 아니라, 학교에서 배운 이론이 어떻게 현장에서 행하여지는가를 직접 체험할 수 있는 매우 중요한 과정이다. 이 과정이 잘 조화를 이루어 임상실습이 이루어진다면, 이 과정을 통과한 학습자는 장차 임상병리사로서의 맡겨진 업무를 충실히 수행해 낼 수 있는 능력을 갖출 수 있을 것으로 생각된다.

II. 임상실습 지침

1. 임상실습의 목적

임상실습은 대학에서 학습한 전공분야에 대한 이론과 지식 등을 실제 임상에 적용해 봄으로써 장차 **임상병리사로서 갖추어야 할 필요한 자질을 향상**시키려는 데 그 목적이 있다. 그 목적을 구체적으로 나누어 보면 다음과 같다.

1) 임상병리검사에 필요한 학술적 원리와 검사방법의 체험적 습득
2) 임상병리검사에 대한 훈련과 이를 통한 현지 적응력 함양
3) 임상병리사로서의 업무수행 능력의 배양과 직업 윤리관의 확립
4) 전문 직업인으로서의 사회적 위치 및 가치관의 정립

2. 임상실습의 실제

임상실습과정은 **1) 예비교육(orientation)**
2) 관찰(observation)
3) 참여(participation)
4) 실제검사(practice)
5) 결과보고(reporting)로 나눌 수 있다.

1) 예비교육(orientation)

임상실습을 효과적으로 진행하기 위해서는 실습에 들어가기 전에 미리 임상실습의 의의, 실습목적, 실습 내용, 검사방법 등에 관한 전체적이고 종합적인 예비교육과 조사가 이루어져야 한다.

이를 위해서 대학에서는 학생들이 실습에 임하기 전에 병원에서 당면하게 될 중요한 사항들에 대해

간단명료하게 지도해야 할 필요가 있다. 또 실습생들은 항상 각 부(part)로 처음 들어갈 때에는 반드시 사전에 실습에 필요한 내용을 파악하여 짧은 실습기간이 헛되지 않도록 개개인이 실습을 준비하는 마음가짐을 지녀야 한다.

그 내용을 열거하면 다음과 같다.

(1) 임상실습 전반에 대한 이해 및 준비

(2) 각 실습실의 구조와 배치

(3) 실습내용의 복습

(4) 임상실습에 임하는 자세 및 유의사항

2) 관찰(observation)

임상실습은 환자로부터 채취한 검체를 받아 특수한 기기 및 기구 등을 사용하여 검사하는 것이 대부분이어서 이에 따른 검체의 처리과정과 검사기기 및 기구 사용에 대한 세심하고 예리한 관찰력을 필요로 하기 때문에 아래의 사항들을 숙지해야 한다.

(1) 관찰을 통해 얻어진 내용은 항상 **기록하는 습관**을 들여야 하며, 기기 및 기구 사용술식에 대한 정리를 해 두어야 한다.

(2) 참고 자료를 입수할 수 있는 경우에는 그 **자료를 첨부**해 두는 것이 필요하다. **관찰기록**은 객관적이고 체계적으로 작성되도록 노력하여야 한다. 왜냐하면 이러한 과정을 통하여 많은 다른 검사방법들에 대한 접근과 이해가 용이하기 때문이다.

(3) **실습생에게 관찰능력**은 실습 참여과정에서 자기가 무엇을 어떻게 해야 할 것인가를 인식하게 되고, 실제검사과정에서 발생할 수 있는 상황들에 대한 대처능력을 기를 수 있을 뿐만 아니라 각 방법 간의 상이점을 찾아내어 검사방법에 대한 특징을 구체적으로 파악할 수 있는 중요한 실마리를 제공받게 된다.

3) 참여(participation)

(1) 임상실습에서 검사업무에 직접적인 참여는 임상병리사가 다루게 될 검체에 대한 **보다 깊은 이해를 향상**시키고 검사자 각 개인에게 주어진 역할분담을 효율적으로 잘 해낼 수 있는 능력을 얻게 된다.

(2) 참여를 통하여 **검사 업무의 중요성을 새삼 인식**할 수 있으며 학교에서 학습하기 어려운 현장체험이 경험을 쌓는 귀중한 기회가 될 것이다.

(3) 결국 이러한 부분적인 경험이 실제검사로 이어질 때, 학교에서 학습한 이론적 배경이 단순히 이론 그 자체로 머물지 않고 보다 극명한 실체로서 각자에게 인식될 것이며 이러한 **현장감이 실제검사에서 발생할 수 있는 많은 문제점을 슬기롭게 극복하면서 자신감을 갖게 되는 것**이다.

4) 실제검사(practice)

임상실습에서의 실제검사란 지도 선생님들이 제공하는 검체를 받아 실제와 같이 수행하는 과정을 말하며, 참고할 사항은 다음과 같다.

(1) 실습생들은 **실제적인 검사과정을 수행해 봄으로써 비로소 주어진 검체가 어떠한 과정에 의해서 어떻게 하나의 결과로 나오는가를 경험**하게 되고, 과연 자신이 행한 검사 과정이 올바르게 진행되었는가를 평가받는 계기가 된다.

(2) 실제검사를 통하여 나온 결과가 잘못되었을 경우라 할지라도 어느 **검사과정에서 무엇이 어떻게 잘못되었는가를 바로 수정할 수 있는 능력**을 쌓게 되는 계기가 된다.

(3) 반복적으로 수행되는 실제검사 과정에서 **검사방법에 대한 기술적 숙련도를 높이고, 각종 다양한 시약 및 실습 기자재들에 대한 사용방법에 익숙**해지게 된다.

(4) 실제검사는 예비지식, 관찰 및 참여를 통해 형성된 검사에 대한 이해를 실행에 옮김으로써 더욱더 **검사에 대한 자신감을 고양시키고, 그 결과가 곧 환자의 임상 데이터로 넘어가 진단에 활용된다는 것에 대한 책임감**을 몸소 체득할 수 있다.

(5) 임상생리학적 검사를 제외한 대부분의 임상병리검사 담당자가 환자와의 직접적인 접촉은 거의 없이 임상병리과 접수, 병동에서 채취된 검체만을 대상으로 하기 때문에 **검사자 자신이 그 중요성을 망각하고 타성에 젖어 간혹 검사결과에 오류**를 범하기 쉽다.

(6) 항상 **검사실무자 자신이 스스로 자기의 역할에 대한 중요성을 인식**하며 일하지 않으면 안 되기 때문에 첫 임상실습 시 경험하는 실제검사과정은 임상병리기술 분야가 단순히 검사결과만을 내놓는 것이 아니라, 그 **결과가 바로 임상 데이터로서 환자의 진단에 직접적 또는 간접적으로 관여한다는 것을 올바로 알게 하는 데 의의**를 두어야 할 것이다.

5) 결과보고(reporting)

임상병리 검사과정의 최종 단계로서 검사 후 나온 결과는, 단순한 수치에서부터 여러 표기방법 등을 사용하는 것까지 다양한 수단을 통해 임상에 보고된다. 따라서 실습생들은 각 검사의 결과를 어떠한 방식에 의해 보고하는가를 배워야 한다. 또 **결과가 수치로 얻어지는 경우는 정상범위(reference range)가 얼마인가를 습득해야 할 뿐만 아니라 이상치(abnormal value)인 때에는 어느 질환들과 관련이 있는가도 함께 학습**해 두어야 할 필요가 있다.

3. 임상실습 시 유의사항

1) 일반적 주의사항

임상실습생은 병원이라는 특수한 조건에서 실습을 받고 있다는 것을 항상 염두에 두고 실습에 임하지 않으면 안 된다. 즉, 환자를 대하는 임상병리사로서 지녀야 할 기본적인 마음가짐과 행동에 주의를 기울여야 한다. 또한 아직은 정식 임상병리사로서 근무하는 입장이 아니라 배우는 학생 신분임을 명심하여 처신해야 한다.

따라서 다음과 같은 내용을 깊이 숙지하여 두어야 한다.

(1) 출·퇴근 시간을 엄격히 지켜야 한다.

(2) 임상실습의 목적, 실습내용에 대해 반드시 사전 준비를 한다.

(3) 실습병원 내의 규정 및 실습부서 담당자들의 지도, 지시에 순응하여 병원의 조직운영에 지장을 초래하지 않도록 각별히 유의한다.

(4) 언어, 행동, 복장에 주의하고, 겸허하고도 적극적인 태도로 실습에 임하여 실습의 성과를 얻을 수 있도록 스스로 노력한다.

(5) 실습생은 명찰을 반드시 패용하고, 실습복은 항상 청결상태로 유지한다.

(6) 환자에 관한 사항은 반드시 비밀로 해야 한다.

(7) 검사실 내의 기계, 기구는 담당자의 지도하에 신중히 다루어야 한다.

(8) 실습 중 허락 없이 검사실 외부 출입을 하지 않도록 한다.

(9) 환자 및 의사, 간호사들이 검사실에 대해 어떤 문의를 해 올 때는 본인이 실습생임을 반드시 밝힌 다음 담당자에게 안내하는 등의 조처를 취해야 한다.

2) 준수사항

(1) 실습기간은 8주 또는 16주로 한다.

(2) 임상실습서에 의거 매일 실습내용을 기록한 후, 각 부서의 실습 종료 시 부서책임자의 서명을 받는다.

(3) 임상실습서는 실습 전 과정이 종료된 후 실습 담당자에게 대표를 통해 일괄 제출한다.

(4) 인정되는 결석 일수

① 부모상(5일간), 조부모상, 형제상(3일간), 부모회갑(1일), 형제·자매결혼(1일)
  – 호적등본, 사망진단서, 주민등록등본 등의 서류제출

② 질병으로 인한 결석은 실습담당자에게 통보한다. 이 경우에도 2일을 초과할 수 없고, 초과할 경우는 진단서 2부를 첨부한 결석계를 실습 담당자에게 제출하여 승인을 받아야 한다.

③ 지각 및 조퇴 3회는 결석 1회로 하고, 3일 이상의 무단결석은 실습을 무효로 한다.

④ 기타 학교에서 허가한 행사 참여(해당일)

3) 준비물

(1) 실험복

(2) 필기도구

(3) 참고서적

(4) 기타 임상실습에 필요한 물품

4) 모든 실습 보고서는 다음과 같은 순서로 자세하게 작성하고 실습담당부서 선생님에게 제출하고 확인을 받는다.

(1) 제목

(2) 목적

(3) 원리

(4) 사용시약 및 기구

(5) 과정

(6) 결과

(7) 토의

(8) 참고문헌

5) 평가

(1) 실습 성적 평가는 실습 부서별, 임상실습 담당자가 평가표를 기준으로 평가한다.

(2) 평가 지침

- 출석 30%, 실습 평가도 30%, 보고서 40%

(3) 전체 실습생의 최종 종합평가 결과는 인비로 하여 해당 대학 학과장에게 기한 내에 발송한다.

년 학생 임상실습 확인 카드(출석부)

대학(교) : 과 : 학번 : 성명 :

월 일	1	2	3	4	5	6	7	8	9	10	11	12	13	14	15	16
월	17	18	19	20	21	22	23	24	25	26	27	28	29	30	31	

월 일	1	2	3	4	5	6	7	8	9	10	11	12	13	14	15	16
월	17	18	19	20	21	22	23	24	25	26	27	28	29	30	31	

월 일	1	2	3	4	5	6	7	8	9	10	11	12	13	14	15	16
월	17	18	19	20	21	22	23	24	25	26	27	28	29	30	31	

월 일	1	2	3	4	5	6	7	8	9	10	11	12	13	14	15	16
월	17	18	19	20	21	22	23	24	25	26	27	28	29	30	31	

part 1

임상혈액학
Clinical Hematology

1. 진단혈액학 Diagnostic Hematology
2. 혈액은행 Blood Bank
3. 분자진단학 Molecular Diagnostics

실습기간 현황

과 목	실 습 기 간	실습담당
진 단 혈 액 학	년 월 일 ~ 년 월 일	
혈 액 은 행	년 월 일 ~ 년 월 일	
분 자 생 물 학	년 월 일 ~ 년 월 일	

01

진단혈액학
Diagnostic Hematology

인체의 건강상태를 검사하기 위한 혈액채취의 방법, 수많은 질병의 정보를 제공하기 위한 기초적인 일반혈액검사, 혈액응고 검사, 특수혈액검사 및 세포유전검사 등을 실시한다. 일반혈액검사에는 혈구수 계산, 헤마토크리트 측정, 혈색소 측정, Reticulocyte 계산, 적혈구침강속도 측정, 백혈구 백분율 검사, 자동혈액검사 등이 있다. 혈액응고검사는 출혈시간측정, 내/외인계검사, 섬유소용해계검사, 응고억제인자검사, 혈소판검사 등이 있으며, 혈액질환을 진단하기 위한 특수혈액검사는 용혈성빈혈검사, L.E cell 검사, 특수염색을 통한 골수검사가 있다. 또한, 세포유전검사는 유세포검사 및 염색체검사가 있다.

진단혈액학의 임상분야

1. 일반혈액검사
2. 혈액응고검사
3. 특수혈액검사
4. 세포유전검사

진단혈액학 임상실습 교육일정

항목	실습내용	교육담당자
1	**1. 일반혈액검사** 1) 진단혈액검사실 업무 개요 2) 자동혈액분석기 작동원리 및 작동법 3) 자동혈액분석기 정도관리(Delta & panic check 등) 4) ESR(manual & 자동화기기) 5) 말초혈액도말, Wright stain & 백혈구감별검사 6) 그물적혈구(수기법 & 자동화 장비) 7) 체액검사 & cytospin 8) 기타	
2	**2. 혈액응고검사** 1) 혈액응고 검사실 업무개요 2) 자동혈액응고기기의 작동원리 및 작동법 (PT, aPTT, TT, Factor assay, FDP, d-dimer 등) 3) BT & CT 4) PFA 및 혈소판 응집능 5) 기타	
3	**3. 특수혈액검사** 1) 특수혈액 검사실 업무개요 2) 골수 천자와 골수 생검 3) 골수특수염색(peroxidase, Sudan Black B, esterase, PAS, Prussian blue stain, LAP score 등) 4) LE 검사 5) 삼투압취약성검사, 산성화혈청용혈검사, 자당용혈시험 6) 기타	
4	**4. 세포유전검사** 1) 세포유전 검사실 업무개요 2) 세포유전검사 기기 3) 배양방법 4) 염색체 핵형 분석 및 사진촬영 관찰 5) FISH 검사 원리 6) 기타	

학생실습 WORK SHEET

진단혈액 검사실 년 월 일 ( )요일

실습내용
진단혈액검사
1) 진단혈액검사실 업무 개요 2) 자동혈액분석기 측정원리 및 작동법 3) 자동혈액분석기 정도관리(Delta & panic check 등) 4) ESR (manual & 자동화기기) 5) 말초혈액도말, Wright stain & 백혈구감별검사 6) 그물적혈구(수기법 & 자동화 장비) 7) 체액검사 & cytospin 8) 기타

실습목표
1. 항응고제(Anticoagulant)의 종류와 작용기전을 알아야 한다. 2. 자동혈액분석기의 측정원리와 검사 종목, 결과해석을 알아야 한다. 3. 각종 flag (Delta & Panic check 등)와 그 해석방법을 알아야 한다. 4. ESR에서 Westergren method와 Wintrobe method의 차이점을 알아야 한다. 5. ESR의 병적 증가요인과 검사결과에 영향을 미칠 수 있는 요인을 알아야 한다. 6. 백혈구감별검사시 정상 세포와 비정상 세포를 구분할 줄 알아야 한다. 7. 보정백혈구수 계산 방법과 보정하는 이유가 무엇인지 알아야 한다. 8. 그물적혈구수 계산 방법이 무엇인지 알아야 한다. 9. IRF의 개념과 그것이 어떻게 활용되는가를 알아야 한다. 10. 체액검사의 종류와 비정상 세포를 알아야 한다.

세부 실습내용

1. 채혈

1) 다음 혈관의 이름을 쓰시오.

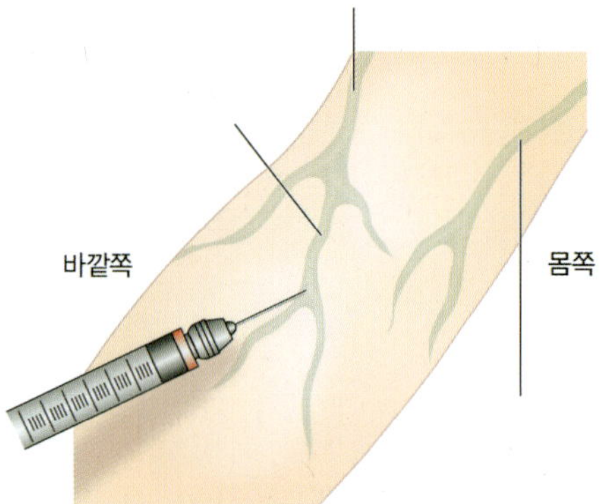

오른쪽 팔의 혈관 위치

2) 채혈과정을 쓰시오.

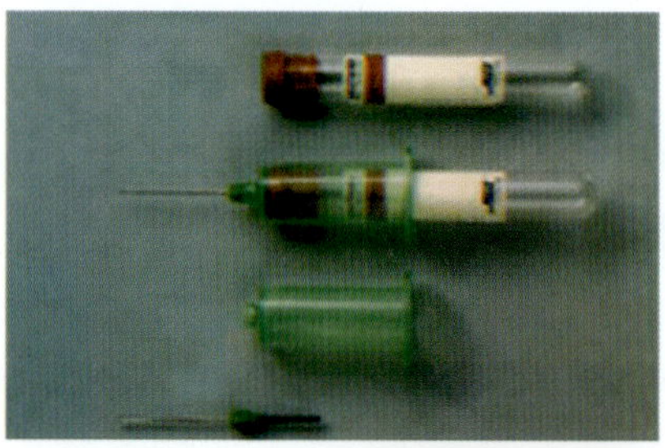

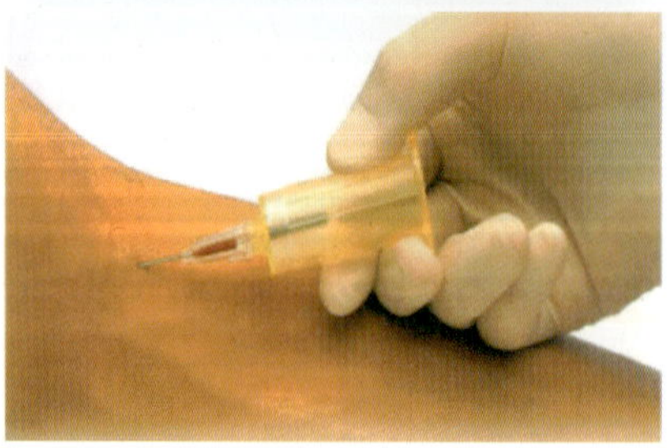

2. 항응고제(Anticoagulant) 종류와 채혈순서

1) 채혈순서에 나와 있는 진공채혈관의 종류와 항응고제 성분을 쓰시오.

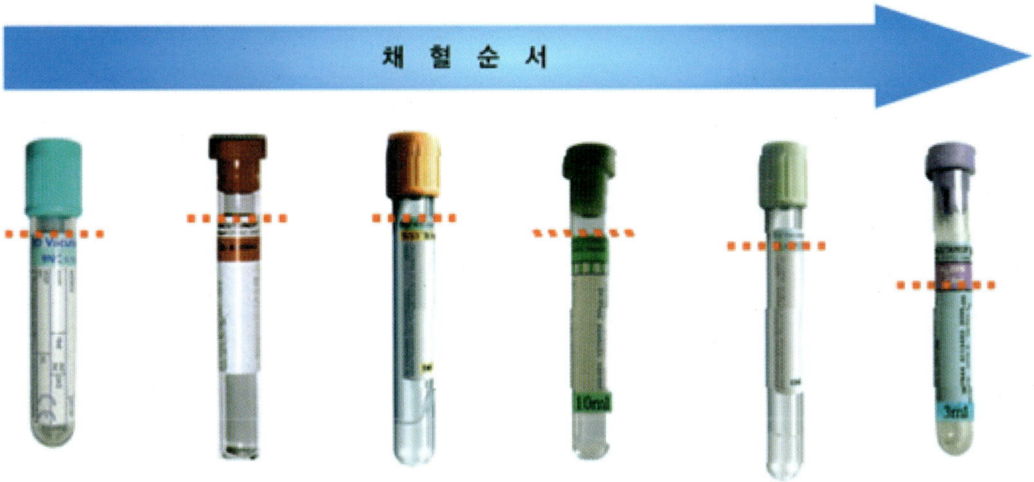

2) 각 진공채혈관의 종류별로 할 수 있는 검사를 쓰시오.

3. 자동혈액분석기

1) 자동혈액분석기의 항목별 측정원리를 쓰시오.

   - RBC, WBC, platelet count, Hb, Hct, RBC index 등

2) 각 병원에서 사용하는 자동혈액분석기의 백혈구 백분율 scattergram을 그리시오.

3) 각 병원에서 사용하는 자동혈액분석기의 정상과 비정상 결과를 붙이고 설명하시오.

4) 각 병원에서 사용하는 자동혈액분석기의 delta check alc panic value를 설명하시오.

◆ 예1 Sysmex XE-2100

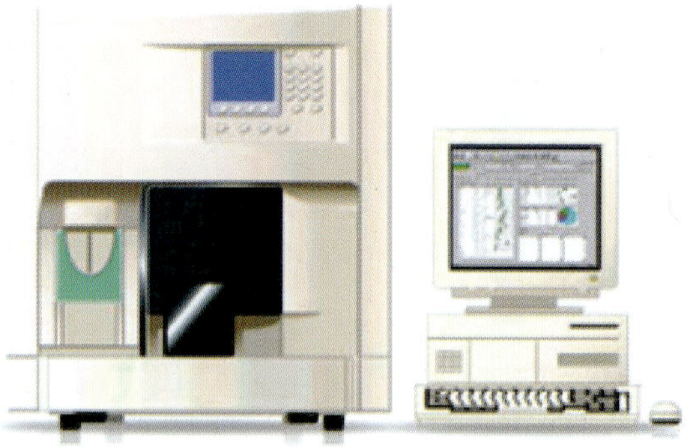

◆ 예2 Beckman-Coulter LH-780

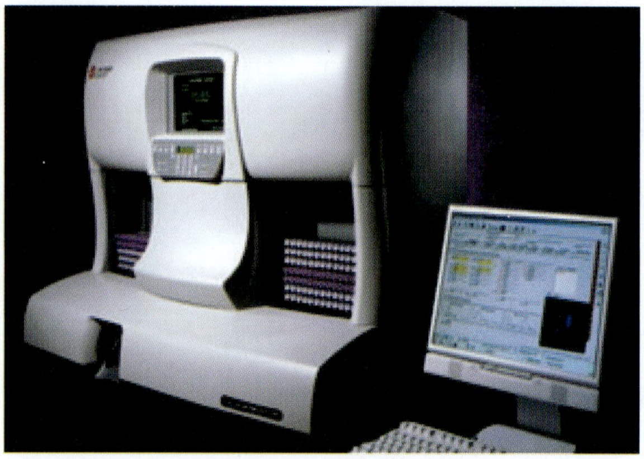

◆ 예3 Siemens ADVIA-2120

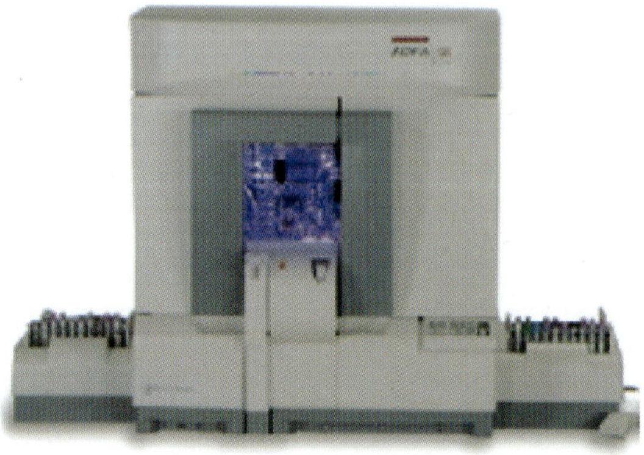

4. 적혈구침강속도

1) ESR 검사의 목적과 검사에 영향을 주는 인자에 대해서 쓰시오.

2) 수기법 Wintrobe법과 Westergren법을 비교하시오.

3) ESR 자동화기기의 원리를 설명하시오.

◆ 예1 Mechatronics STARRSED-AUTO COMPACT

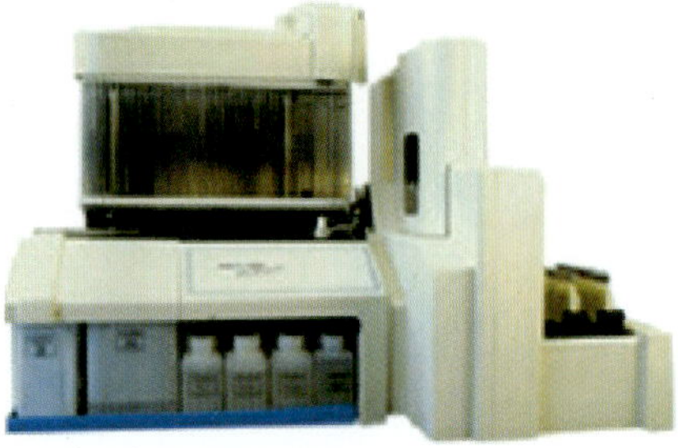

◆ 예1 Alifax TEST-1

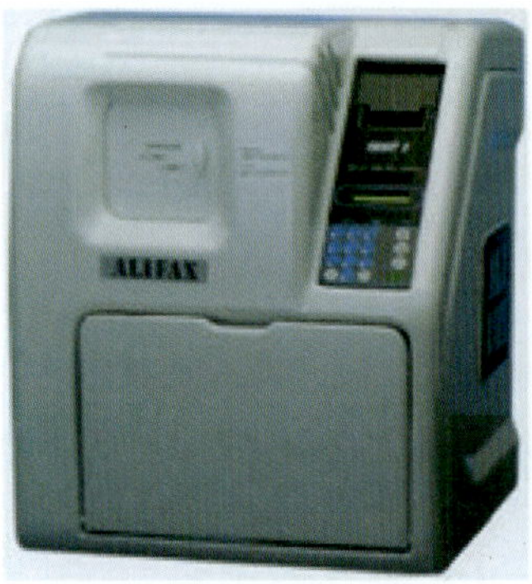

5. 말초혈액도말, Wright 염색 및 백혈구 백분율 검사

1) Blood smear 종류와 방법을 쓰시오.

2) Wright 염색법을 쓰시오.

3) 잘못된 염색도말의 원인과 교정에 대해서 쓰시오.

EMD MIDAS-3 자동염색기

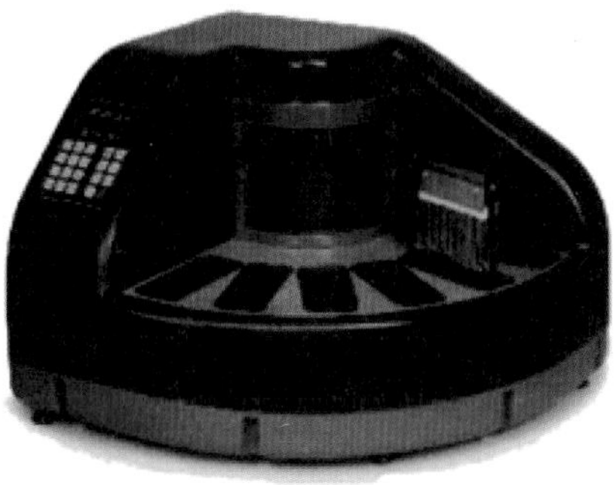

4) 정상 백혈구 백분율 검사 결과를 쓰고 관찰한 혈구를 그리시오.

5) 보정백혈구 계산 방법과 보정하는 이유를 쓰시오.

6) 비정상 적혈구와 비정상 백혈구를 그리고 관련된 질환을 쓰시오.

6. 그물적혈구 계산(Reticulocyte count)

1) 초생체 염색 방법과 계산법을 쓰시오.

2) 각 병원에서 사용하는 자동혈액분석기에서 그물적혈구 측정 원리에 대해 쓰시오.

◆ 예1 Sysmex XE-2100

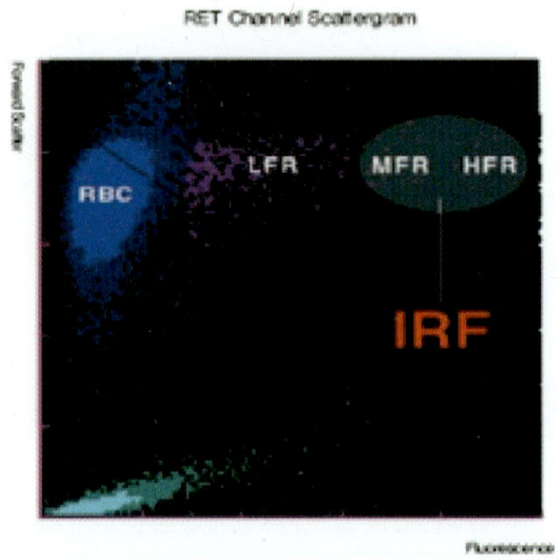

◆ 예1 Beckman- Coulter LH-780

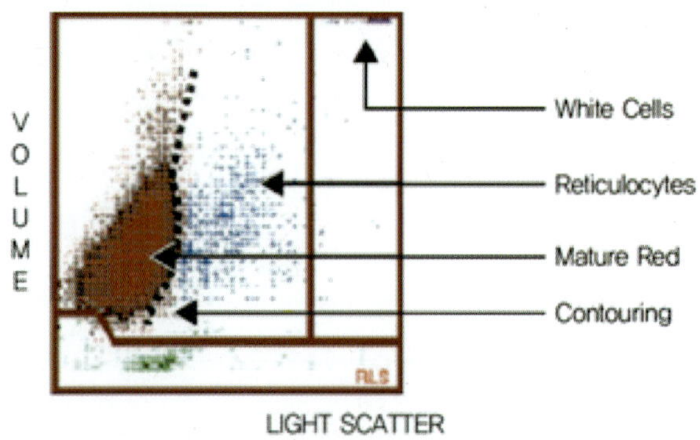

◆ 예1 Siemens ADVIA-2120

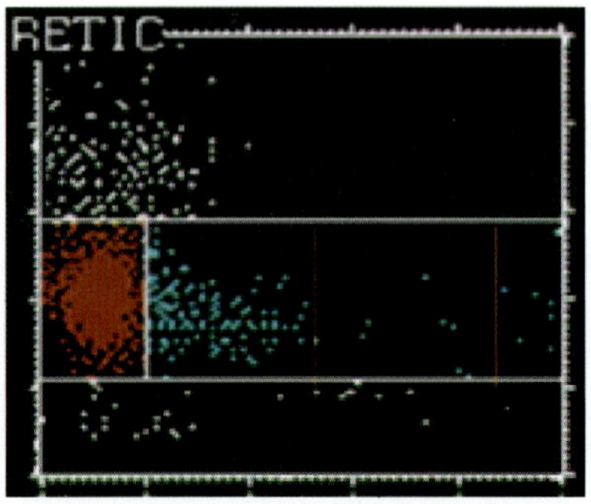

7. 체액검사의 종류와 비정상 세포를 그리시오

8. 정도관리

1) 내부 정도관리

2) 외부 정도관리

3) Delta & panic check

진단혈액 검사의 체크포인트

	실습평가항목	예	아니오
1	항응고제의 종류와 작용기전을 설명할 수 있는가?		
2	자동혈액분석기의 원리를 알고 검사 종목, 결과를 종합 판단할 수 있는가?		
3	적혈구 항수의 종류는 무엇이며 어떻게 활용되는지 설명할 수 있는가?		
4	자동혈액분석기의 측정원리를 설명할 수 있는가?		
5	ESR의 병적 증가요인과 검사결과에 영향을 미칠 수 있는 요인을 설명할 수 있는가?		
6	혈액 도말 표본을 제작하고, wright 염색하여 현미경으로 감별 계산할 수 있는가?		
7	말초혈액도말 표본에서 관찰되는 혈구의 이상형태를 설명할 수 있는가?		
8	보정백혈구수 계산 방법과 보정하는 이유가 무엇인지 설명할 수 있는가?		
9	체액검사의 종류와 비정상 세포를 설명할 수 있는가?		

실습결과 보고서

실 습 년 월 일	반(조)	학 번	이 름	실습담당

실습제목 :

학생실습 WORK SHEET

혈액응고 검사실　　　　　년　　　　월　　　　일 (　　　)요일

실습내용

혈액응고

1. 혈액응고 검사실 업무개요
2. 자동혈액응고기기의 측정원리 및 작동법
   (PT, aPTT, TT, Factor assay, FDP, d-dimer 등)
3. BT & CT 검사
4. PFA 및 혈소판 응집능 검사
5. 기타

실습목표

1. 자동혈액응고기기의 측정원리와 정도관리 방법을 알아야 한다.
2. PT와 aPTT, TT, factor assay 등의 검사법을 알고 결과를 해석할 수 있어야 한다.
3. 경구용 항응고제 Warfarin을 monitoring할 때, PT의 INR 수치에 대해 알아야 한다.
4. Mixing test의 검사법을 알고 결과를 해석할 수 있어야 한다.
5. FDP, d-dimer 등의 검사법을 알고 결과를 해석할 수 있어야 한다.
6. PFA 및 혈소판 응집능 검사의 원리를 알고 결과를 해석할 수 있어야 한다.
7. 응고억제인자 검사의 종류와 결과를 해석할 수 있어야 한다.

세부 실습내용

1. 자동혈액응고기

1) 각 병원에서 사용하는 자동혈액응고기의 원리와 검사종목을 쓰시오.

◆ 예1 Stago STA-R

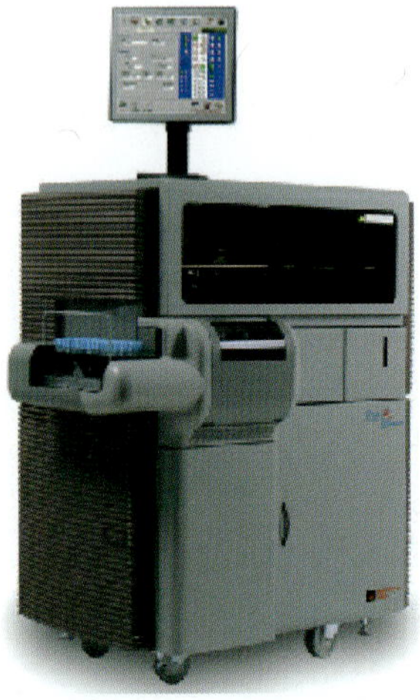

◆ 예2 Sysmex CA-7000

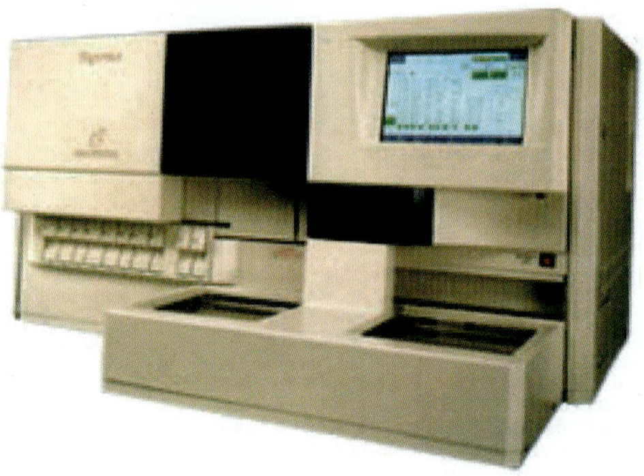

◆ 예3 ACL-TOP

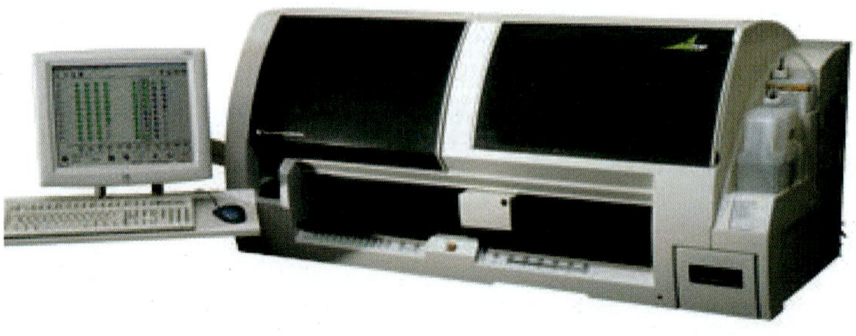

2. 다음 혈액응고 검사의 원리와 참고치 및 결과해석을 쓰시오.

1) PT (prothrombin time)

2) APTT (activated partial thromboplastin time)

3) TT (thrombin time)

4) 혼합검사(mixing test)

5) Factor assay

6) 기타

3. 다음 섬유소용해 검사의 원리와 참고치 및 결과해석을 쓰시오.

1) FDP & D-dimer test

2) 기타

4. PFA 및 혈소판 응집능 검사의 원리를 알고 결과를 해석할 수 있어야 한다.

1) PFA (platelet function analyser)

Siemens PFA-1001

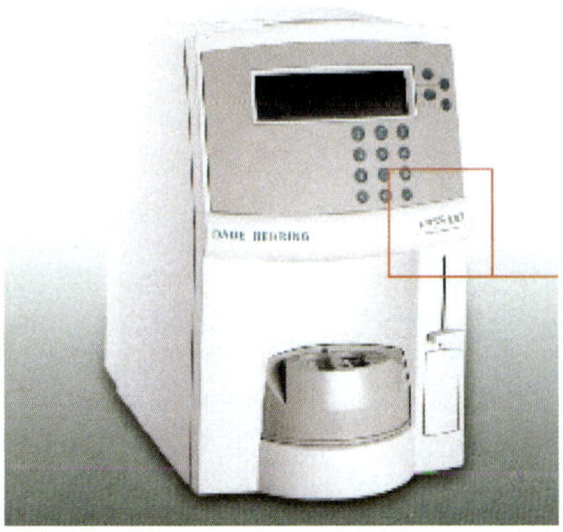

2) 혈소판응집능 검사

5. 응고억제인자 검사의 종류와 결과 해석을 쓰시오.

혈액응고 검사의 체크포인트

	실습평가항목	예	아니오
1	혈액응고 검사 시 항응고제의 종류와 혈액비율을 설명할 수 있는가?		
2	자동혈액응고기기의 측정원리와 정도관리 방법을 설명할 수 있는가?		
3	PT, aPTT, T, factor assay 등의 검사법을 알고 결과를 해석할 수 있는가?		
4	경구용 항응고제 Warfarin을 monitoring할 때, PT의 INR 수치에 대해 설명할 수 있는가?		
5	Factor assay를 하기 전에 mixing test를 하는 이유를 알고 있는가?		
6	FDP, d-dimer 등의 검사법을 알고 결과를 해석할 수 있는가?		
7	PFA 및 혈소판 응집능 검사의 원리를 알고 결과를 해석할 수 있는가?		
8	응고억제인자 검사의 종류와 결과를 해석할 수 있는가?		

실습결과 보고서

실 습 년 월 일	반(조)	학 번	이 름	실습담당

실습제목 :

학생실습 WORK SHEET

특수혈액 검사실 년 월 일 ( )요일

실습내용
특수혈액검사
1. 특수혈액 검사실 업무개요 2. 골수 천자와 골수 생검 3. 골수특수염색(peroxidase, Sudan Black B, esterase, PAS, Prussian blue stain, LAP score 등) 4. LE 검사 5. 용혈성빈혈 진단검사 (이상혈색소검사, 적혈구취약성검사, 발작야간혈색뇨검사, 발작한랭혈색소뇨검사 등) 6. 기타

실습목표
1. 골수천자와 골수생검을 관찰한다. 2. 골수도말을 관찰한다. 3. 골수도말표본의 Wright-Giemsa stain을 익히고 골수에서 관찰되는 세포를 알아야 한다. 4. 골수 표본 특수염색의 목적, 원리와 방법을 알아야 한다. (peroxidase, Sudan Black B, esterase, PAS, Prussian blue stain, LAP score 등) 5. LE 검사의 목적과 양성 세포를 구분할 줄 알아야 한다. 6. 용혈성빈혈 진단검사의 종류와 목적, 의의를 알아야 한다. (이상혈색소검사, 적혈구취약성검사, 발작야간혈색뇨검사, 발작한랭혈색소뇨검사 등)

세부 실습내용

1. 골수검사

1) 골수천자에 대해서 쓰시오.

2) 골수생검에 대해서 쓰시오.

3) 골수도말표본에서 정상적으로 관찰되는 세포와 정상치를 쓰시오.

2. 골수도말표본 특수염색의 목적과 방법, 결과판정에 대해 쓰시오.

1) Peroxidase stain

2) Sudan black B stain

3) Esterase stain

4) Periodic Acid Schiff stain

5) Prussian blue stain (Iron stain)

6) LAP (Leukocyte alkaline phosphatase) stain

7) 기타(Acid phosphatase stain, Nitro blue tetrazolium stain 등)

3. LE (Lupus erythematosus) 검사에 대해서 쓰시오.

4. 용혈성빈혈 진단검사의 목적과 방법, 결과판정에 대해 쓰시오.

1) 이상혈색소 검사

2) 적혈구 취약성 검사

3) 발작 야간혈색뇨 검사

4) 발작 한랭혈색소뇨 검사

특수혈액 검사의 체크포인트

	실습평가항목	예	아니오
1	골수천자와 골수생검을 구별할 수 있는가?		
2	골수도말표본에서 관찰되는 세포를 설명할 수 있는가?		
3	골수도말표본 특수염색의 목적, 원리와 방법을 설명할 수 있는가? (peroxidase, Sudan Black B, esterase, PAS, Prussian blue stain, LAP score 등)		
4	LE 검사의 목적과 양성 세포를 구분할 수 있는가?		
5	용혈성빈혈 진단검사의 종류와 목적, 의의를 설명할 수 있는가? (이상혈색소검사, 적혈구취약성검사, 발작야간혈색뇨검사, 발작한랭혈색소 뇨검사 등)		

실습결과 보고서

실 습 년 월 일	반(조)	학 번	이 름	실습담당

실습제목 :

학생실습 WORK SHEET

세포유전 검사실 년 월 일 ( )요일

실습내용
세포유전검사
1. 세포유전 검사실 업무개요 2. 세포유전검사 기기 3. 염색체 배양방법 4. 염색체 핵형 분석 및 사진촬영 5. FISH 검사 6. 기타

실습목표
1. 세포분열에 대해 설명할 수 있어야 한다. 2. 염색체 구조에 대해 설명할 수 있어야 한다. 3. 말초혈액, 골수의 진단명에 따른 세포배양 방법 및 시약의 역할을 설명할 수 있다. 4. 염색체 검사에 사용되는 적응을 설명할 수 있다. 5. 선천성 기형 및 유전성 질환과 백혈병에서 염색체 검사의 임상적 의의를 알아야 한다.

세부 실습내용

1. 염색체 구조에 대해 설명하시오.

2. 각 병원에서 이용하는 염색체 검사에 사용하는 실례를 쓰시오.

3. 각 병원에서 사용하는 염색체 검사 방법에 대해 쓰시오.

4. 각 병원에서 사용하는 FISH 검사를 통해 진단하는 질환의 종류 및 원리를 쓰시오.

세포유전 검사의 체크포인트

	실습평가항목	예	아니오
1	염색체의 표본제작 과정을 설명할 수 있는가?		
2	말초혈액, 골수의 배양법 및 시약에 대해 정확히 설명할 수 있는가?		
3	염색체 A, B, C, D, E, F, G group의 분류와 핵형분석을 할 수 있는가?		
4	FISH의 원리를 설명할 수 있는가?		

실습결과 보고서

실 습 년 월 일	반(조)	학 번	이 름	실습담당

실습제목 :

02

혈액은행
Blood Bank

혈액은행은 수혈검사학이라고도 하며 사람의 생명과 직결된 업무영역으로 안전하고 효율적인 혈액자원의 사용이 필요하다. 이를 위해 혈액은행, 혈액은행 응급검사실, 헌혈실이 있으며 혈액형 항원과 그 항체의 생산에 따른 혈액형 검사, 교차적합시험, 항글로불린검사, 항체선별 및 동정 검사 등의 수혈에 관련된 수혈전 검사, 혈액제제의 제조와 보관, 수혈부작용, 신생아용혈성질환 관련 검사 등이 있다.

혈액은행의 임상분야

1. 혈액은행
2. 혈액은행 응급검사
3. 헌혈실

혈액은행 임상실습 교육일정

항목	실습내용	교육담당자
1	**1. 혈액은행** 1) 혈액은행 업무개요 2) ABO, Rh 혈액형 검사(시험관법, 슬라이드법, 원주응집법) (1) 혈구형, 혈청형 검사 (2) 혈구, 혈청형 불일치 시 해결방법 (3) ABO 혈액형의 유전방식 (4) Du (Weak D) 검사 (5) 아형 검사 3) 교차 적합성 검사 (1) 교차적합 시험(실온식염수법, 알부민법, 항글로불린법, 효소법) (2) 불규칙항체 양성환자의 혈액 출고 시 주의점 (3) 출고혈액의 확인 사항 (4) 수혈혈액의 보관관리 기준	
2	**2. 응급검사** 1) 불규칙항체 검사 2) 직접, 간접 항글로불린 검사(DAT, IAT) 3) 동종응집소 검사(Rh역가 검사) 4) HLA typing 5) 기타 혈액형 검사 6) 혈액은행 정도관리 7) 기타(항체용출검사, 분비자검사 등)	
3	**3. 헌혈실** 1) 헌혈실 업무개요 (1) 헌혈기준(본인 헌혈) (2) 일반헌혈, 성분헌혈 - 소독 및 채혈절차 (3) 헌혈백 종류 (4) 헌혈 전후의 주의사항 2) 혈액성분 제제 제조 (1) 본인혈액(Triple bag) - 혈액성분 분리 (2) 백혈구 제거 필터 사용법 (3) 방사선 조사기 사용법 (4) 멸균연결기(SCD) 사용법	

학생실습 WORK SHEET

혈액은행 검사실 년 월 일 ( )요일

실습내용

혈액은행 검사

1. 혈액은행 업무 개요

2. ABO, Rh 혈액형 검사(시험관법, 타일법, gel법)

1) 혈구형, 혈청형 검사
2) 혈구, 혈청형 불일치 시 해결방법
3) ABO 혈액형의 유전방식
4) Du (Weak D) 검사
5) 아형 검사

3. 교차 적합성 검사

1) 교차적합 시험(실온식염수법, 알부민법, 효소법, 항글로불린법)
2) 불규칙항체 양성환자의 혈액 출고 시 주의점
3) 출고혈액의 확인 사항
4) 수혈혈액의 보관관리 기준

4. 혈액은행에서 사용하는 장비

실습목표

1. ABO & Rh 혈액형 검사

1) 다양한 방법으로 혈구형 검사와 혈청형 검사를 할 줄 알아야 한다.
2) ABO 불일치의 원인과 그 해결방법을 알아야 한다.
3) Du (Weak D) Typing을 할 줄 알아야 한다.
4) ABO & Rh 혈액형의 유전에 대해 이해한다.
5) 혈액형 아형의 종류와 검사방법을 이해한다.

2. 교차 적합시험

1) 주·부시험의 조합을 알아야 한다.
2) 다양한 방법으로 할 줄 알아야 한다(실온 식염수법, 알부민법, 효소법, 항글로불린법)
3) 교차시험에서 적합하지 않을 때(불규칙항체 존재) 해결 방법을 알아야 한다.
4) 혈액의 입·출고 시 모든 사항을 철저히 확인해야 한다.
5) 수혈혈액의 보관관리 기준을 알아야 한다.

세부 실습내용

1. ABO typing에서 혈구형 검사 및 혈청형 검사과정을 설명하고 결과해석을 쓰시오.

- 혈구형 검사(cell typing) : 동종항원 검사

- 혈청형 검사(serum typing) : 동종항체 검사

참조 1) 10 mL의 3% 적혈구 부유액을 제조하는 방법

적혈구를 생리식염수로 3회 세척 후 시험관에 남아 있는 침전층의 세척농축적혈구가 0.3 mL인 경우 → 9.7 mL를 가하면 3% 적혈구 부유액이 된다.

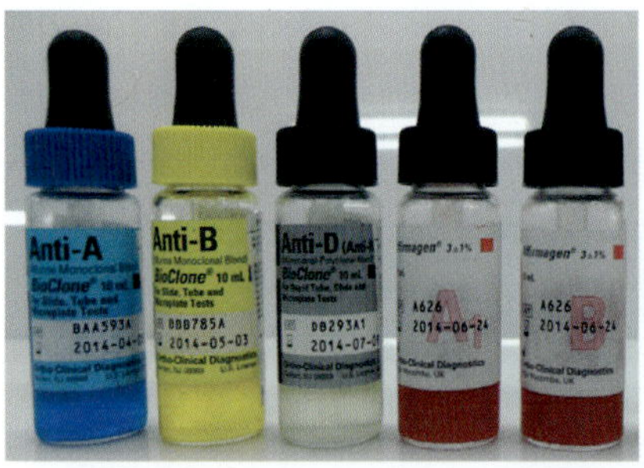

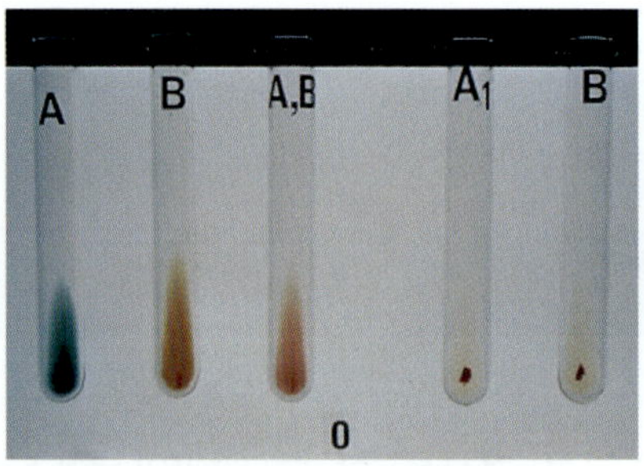

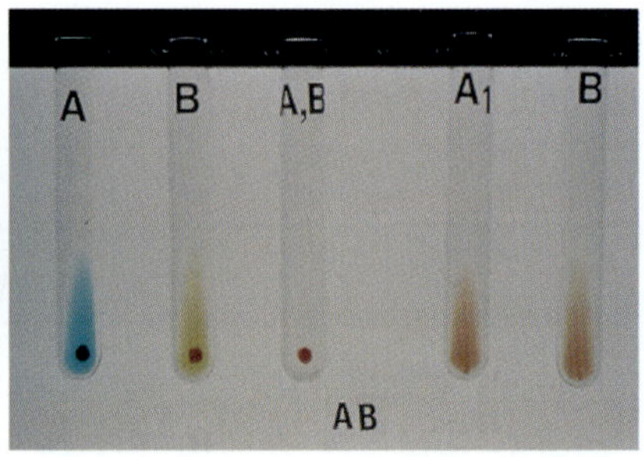

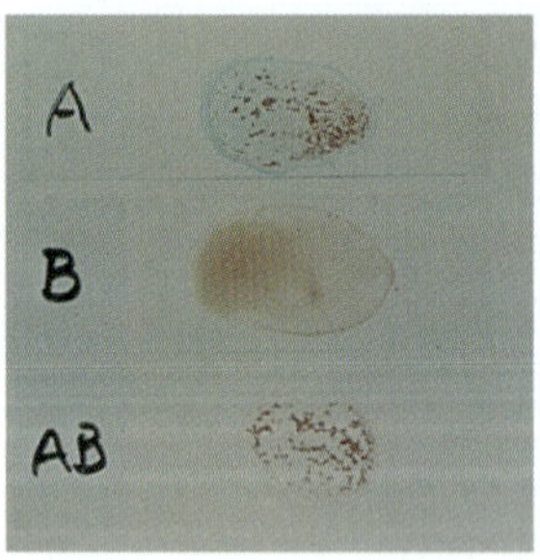

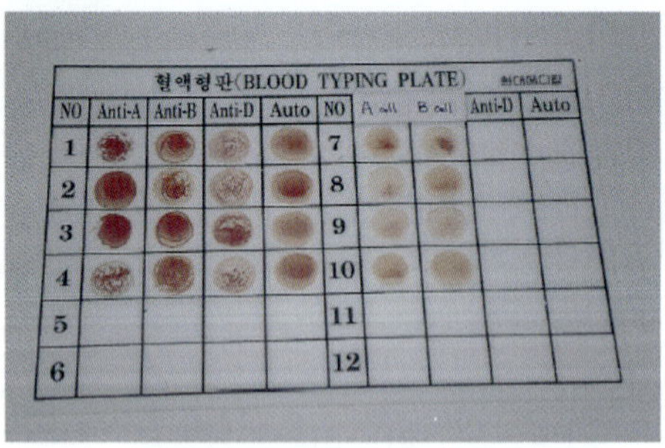

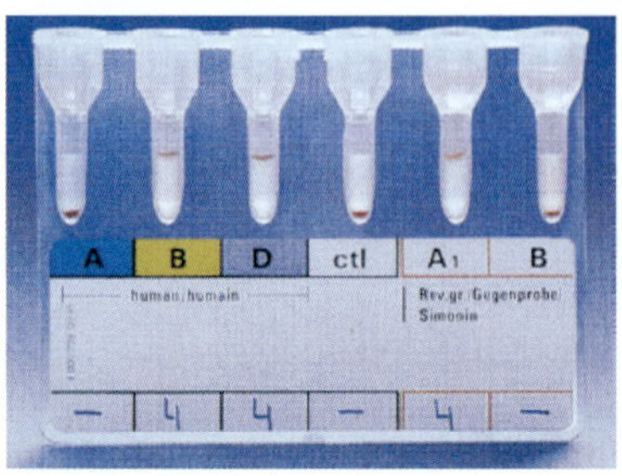

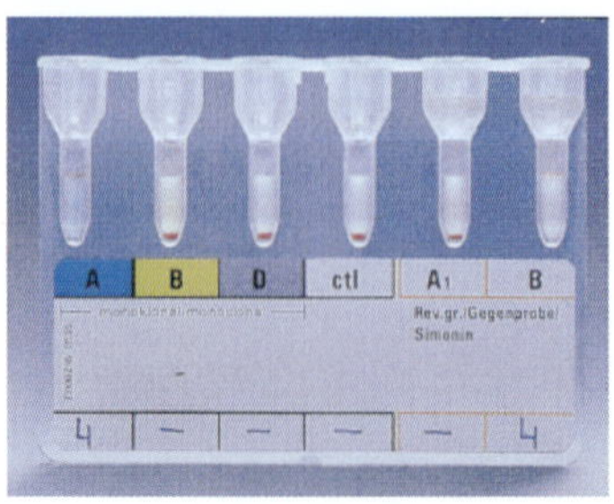

2. 각 병원에서 사용하는 자동혈액형 분석기의 원리와 검사종목을 쓰시오.

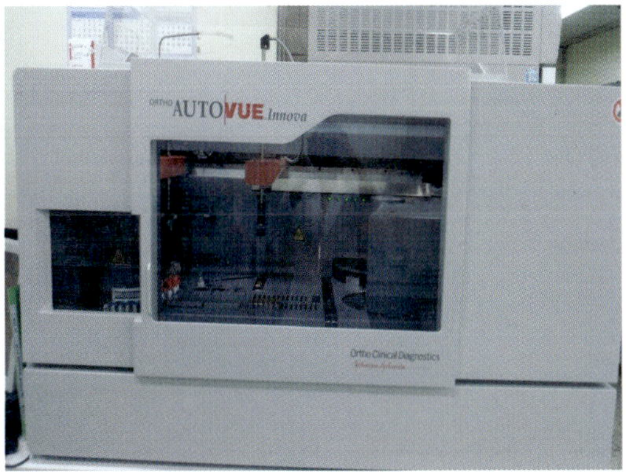

예)

3. Rho (D) typing에 대한 각 단계별 검사과정을 설명하고 결과해석을 쓰시오.

- 1단계 :
- 2단계 :

4. Du test에 대한 검사과정을 설명하고 결과해석을 쓰시오.

참조 2) Weak-D(약-D)형은 헌혈자는 → D양성으로 취급/수혈자(환자)는 → D음성으로 취급

5. 주교차시험과 부교차시험에 대해 설명하고 결과해석을 쓰시오.

- 주교차 시험

• 부교차 시험

참조 3)

	생리식염수법, 브로멜린법			알부민법, 간접항글로불린법			생리식염수법	
		주시험	자가대조		주시험	자가대조		부시험
환자	환자 혈청	2방울	2방울	환자 혈청	2방울	2방울	2~5% 환자 혈구	1방울
환자	2~5% 환자 혈구		1방울	2~5% 환자 혈구		1방울		
공혈자	2~5% 공혈자 혈구	1방울		2~5% 공혈자 혈구	1방울		공혈자 혈청	2방울
공혈자	공혈자 혈청			공혈자 혈청				

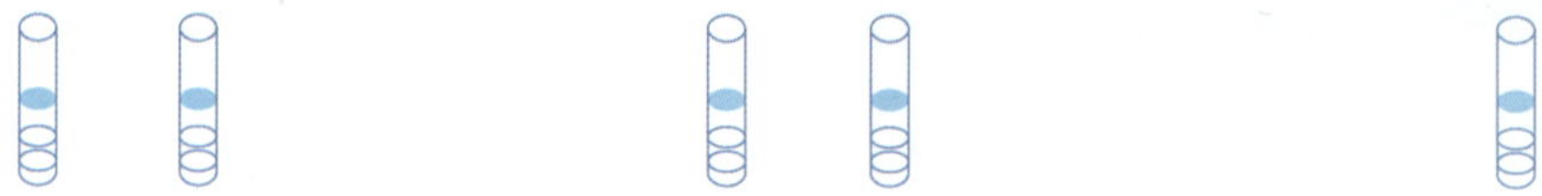

생리식염수법, 브로멜린법

잘 혼합한 후, 곧바로 원심
3,400rpm/15초 (1,000rpm/60초)
판정(생리식염수법)
브로멜린액을 각각 1~2방울씩 가한다.
잘 혼합한 후, 37℃, 15분
3,400rpm/15초 (1,000rpm/60초)
판정(브로멜린법)

알부민법, 간접항글로불린법

중합소알부민 또는 USS, PEG 22% 소알부민을 각각 2방울씩 가한다.
3,400rpm/15초 (1,000rpm/60초)
판정(알부민법)
3,400rpm/15초 (1,000rpm/60초)
항인체글로불린 항체를 각각 2방울씩 가함
3,400rpm/15초 (1,000rpm/60초)
판정(간접항글로불린법)
양성의 경우, IgG 감작혈구를 각각 1방울씩 가하고 3,400 rpm에서 15초간(1,000rpm, 60초)원심한 후 응집이 없으면 다시 검사해야 한다.

생리식염수법

잘 혼합한 후, 곧바로 원심
3,400rpm/15초 (1,000rpm/60초)
판정(브로멜린법)

6. 혈액은행 장비

- 혈액 냉장고

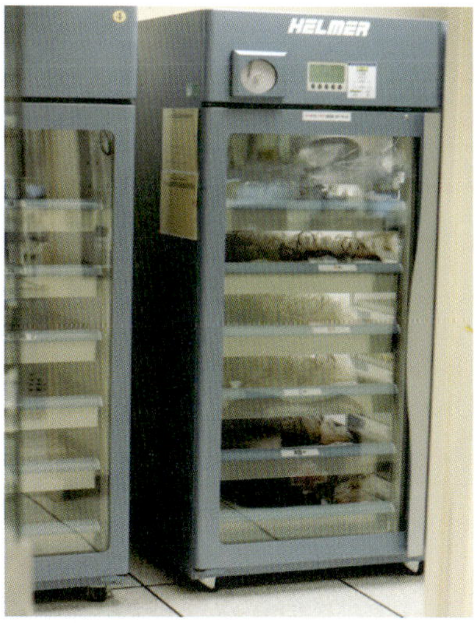

- 혈액 냉장고

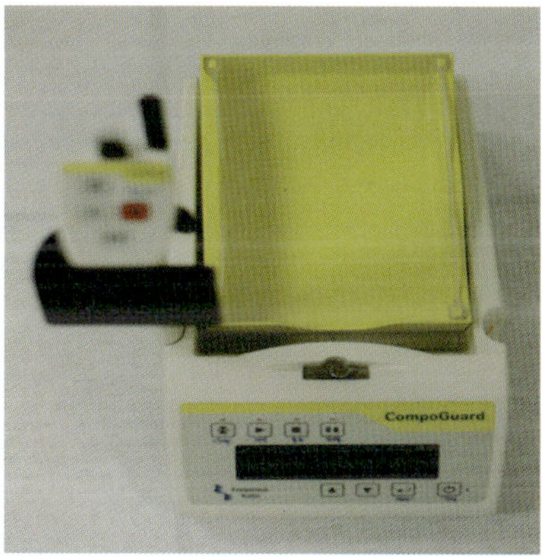

- 겔 카드 원심분리기

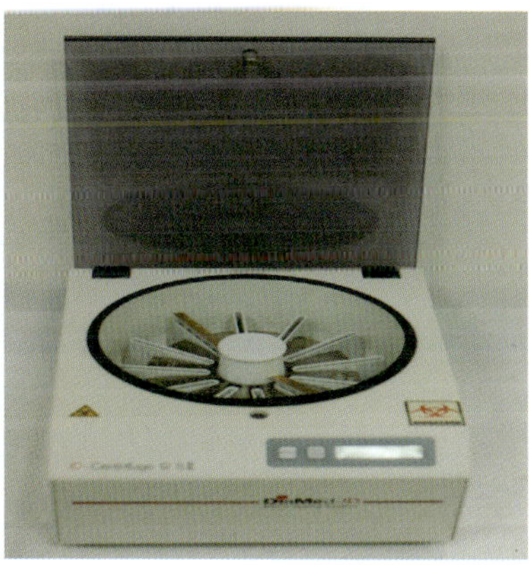

• 혈소판 교반기

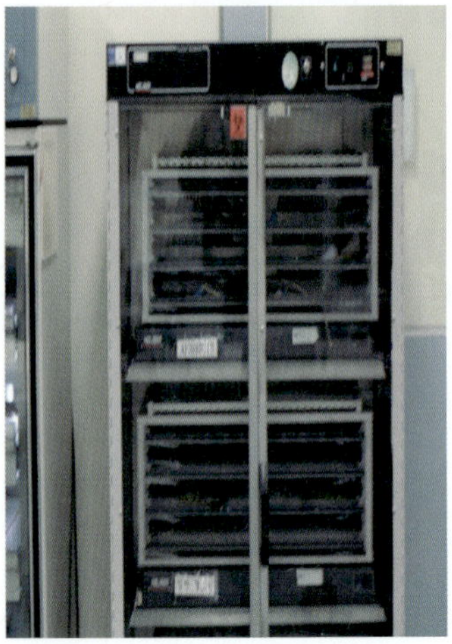

• 혈장 해동기

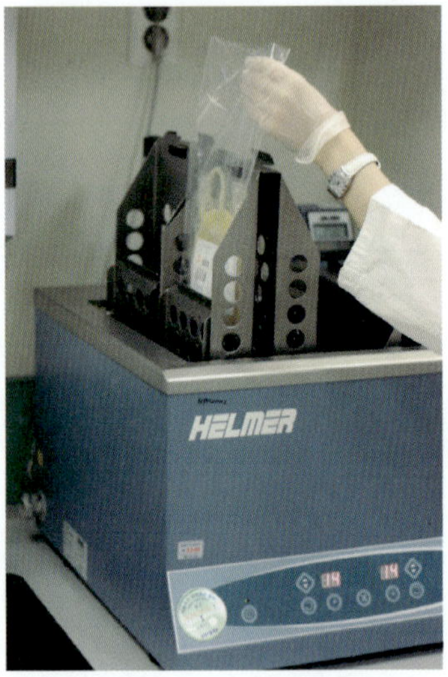

• 겔 카드 항온기

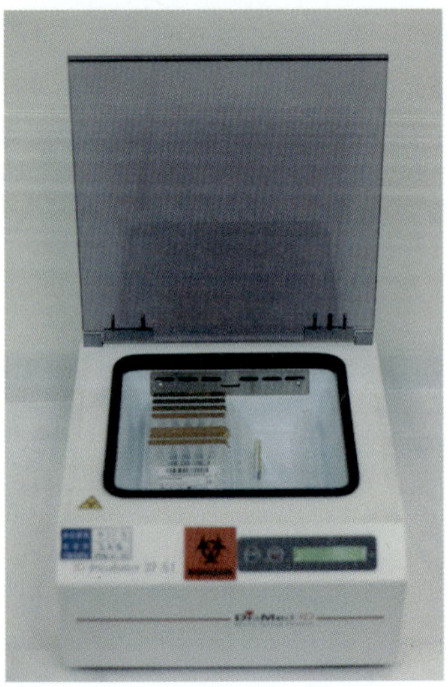

혈액은행 검사의 체크포인트

	실습평가항목	예	아니오
1	ABO, Rh 혈액형 검사법(시험관법, 슬라이드, 원주응집법)에 대해 설명할 수 있는가?		
2	ABO, Rh 혈액형 검사 시 혈구형, 혈청형 검사를 설명할 수 있는가?		
3	ABO, Rh 혈액형 검사에서 혈구형, 혈청형 검사가 불일치한 경우 해결방법을 설명할 수 있는가?		
4	ABO 혈액형의 유전방식을 이해하고 있는가?		
5	D^u (Weak D) 검사에 대해 설명할 수 있는가?		
6	아형 검사에 대해 설명할 수 있는가?		
7	교차 적합성 검사(실온식염수법, 알부민법, 효소법, 항글로불린법) 과정에 대해 자세히 설명할 수 있는가?		
8	교차 적합성 검사(실온식염수법, 알부민법, 효소법, 항글로불린법) 단계별 중요성에 대해 자세히 설명할 수 있는가?		
9	불규칙항체 검사 종류 및 불규칙항체 양성 환자의 경우 혈액 출고 시 주의사항을 알고 있는가?		
10	출고혈액의 확인 사항에 대해 설명할 수 있는가?		
11	수혈혈액의 보관관리 기준에 대해 설명할 수 있는가?		

실습결과 보고서

실 습 년 월 일	반(조)	학 번	이 름	실습담당

실습제목 :

학생실습 WORK SHEET

혈액은행 응급검사실 년 월 일 ( )요일

실습내용

혈액은행 응급검사

1. 불규칙항체 검사
2. 직접, 간접 항글로불린 검사(DAT, IAT)
3. 동종응집소 검사(Rh역가 검사)
4. 기타 혈액형 검사
5. 혈액은행 정도관리
6. 기타(항체용출검사, 분비자검사 등)
7. 혈액은행 검사 장비의 관리

실습목표

1. 불규칙 항체
   1) 불규칙항체의 종류를 알아야 한다.
   2) 항체동정 검사와 선별 검사를 이해하고 해석할 수 있어야 한다.
2. 항글로불린검사
   1) 직접 항글로불린 검사(DAT)의 원리와 방법을 이해해야 한다.
   2) 간접 항글로불린 검사(IAT)의 원리와 방법을 이해해야 한다.
   3) 항글로불린검사의 위양성 및 위음성을 알아야 한다.
3. 동종응집소 및 Rh항체 역가의 의의를 알아야 한다.
4. 기타 혈액형(Lewis, P, MNSs, Kell, Duffy, Kidd, I, Diego etc.)의 종류와 의의를 이해한다.
5. 혈액은행 정도관리
   1) 혈액은행 검사장비의 관리에 대해 알아야 한다.
   2) 혈액은행 시약 역가 측정, 보관 및 관리에 대해 알아야 한다.
6. 기타(항체용출검사, 분비자검사, 타액검사 등) 검사에 대해 이해해야 한다.

세부 실습내용

1. 불규칙 항체 선별검사(Irregular antibody screening test)에 대해 설명하고 결과해석을 쓰시오.

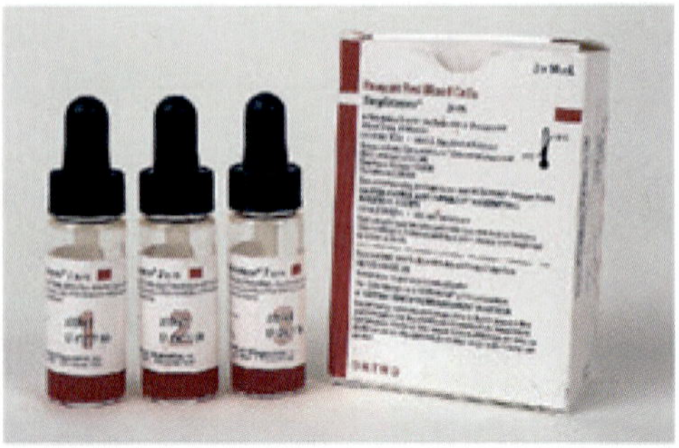

2. 불규칙 항체 동정검사(Irregular antibody identification test)에 대해 설명하고 결과해석을 쓰시오.

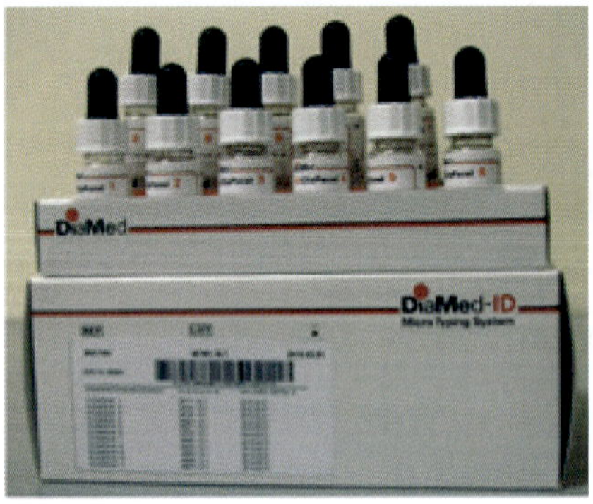

3. 항글로불린검사(Coombs test)의 종류에 대해 의의를 설명하고 결과해석을 쓰시오.

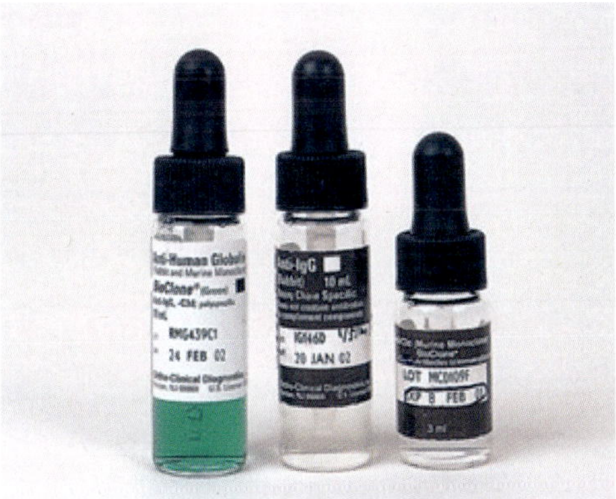

- 직접 항글로불린 검사

- 간접 항글로불린 검사

참조 4) IgG 감작적혈구 제조방법

① O형 Rh (D) 양성혈액 1 mL를 12×75 mm 시험관에 넣는다.
② 생리식염수로 3회 이상 세척한다.(3,400 rpm에서 15초간 원침)
③ 마지막 상층액을 제거하고 anti-D시약 2방울을 가한다.(1+역가)
④ 잘 혼합한 후 37℃에서 1시간 항온시킨다.(때때로 혼합시켜 주도록 한다.)
⑤ 생리식염수로 혈구를 3회 세척한다.
⑥ 마지막 상층 세척액을 제거한 후 적혈구를 생리식염수로 2~5% 혈구 부유액을 만든다.
⑦ 혈액냉장고에 보존시켜 사용한다.

4. ABO 아형검사에 쓰이는 시약 및 방법을 설명하고 결과해석을 쓰시오.

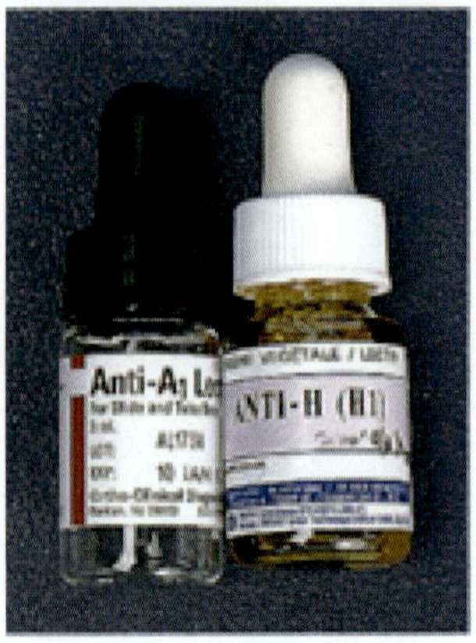

5. Rh 표현형검사 방법을 설명하고 결과해석을 쓰시오.

6. 항체흡착검사의 종류를 설명하고 검사방법을 쓰시오.

- 온난 자가 항체흡착법

- 한냉 자가 항체흡착법

7. 동종응집소역가검사를 설명하고 검사방법을 쓰시오.

8. 분비자검사를 설명하고 검사방법을 쓰시오.

9. 항체용출시험을 설명하고 검사방법을 쓰시오.

10. 원주응집법 검사를 설명하고 검사방법을 쓰시오.

11. 혈액은행 검사 장비의 관리

- 자동혈구세척기

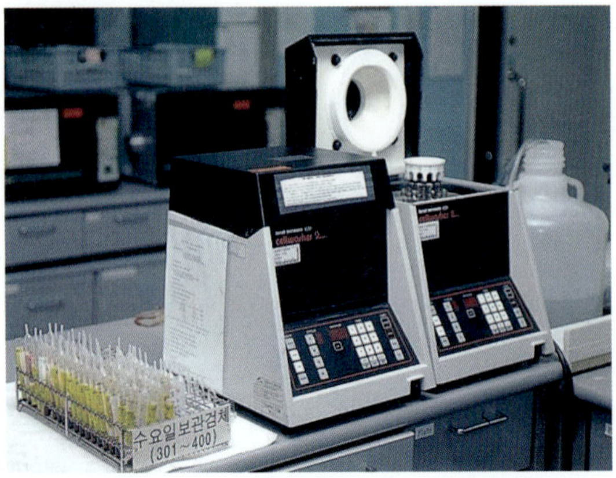

- 냉장고냉동고 검사관리

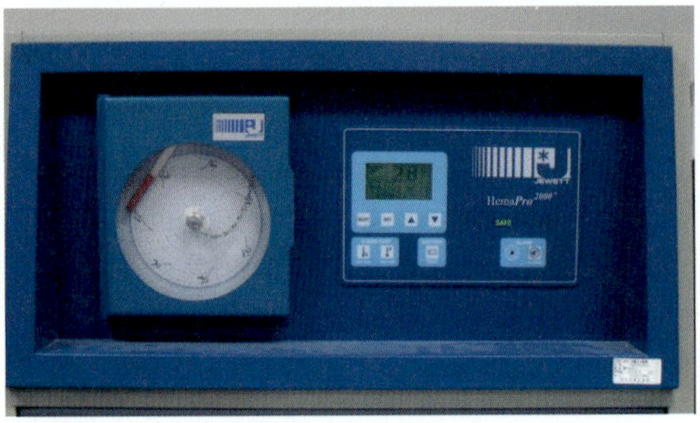

- 방사선조사기

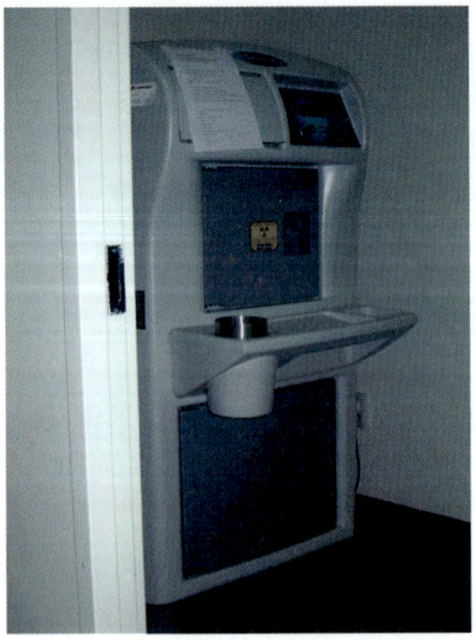

- 원심분리기

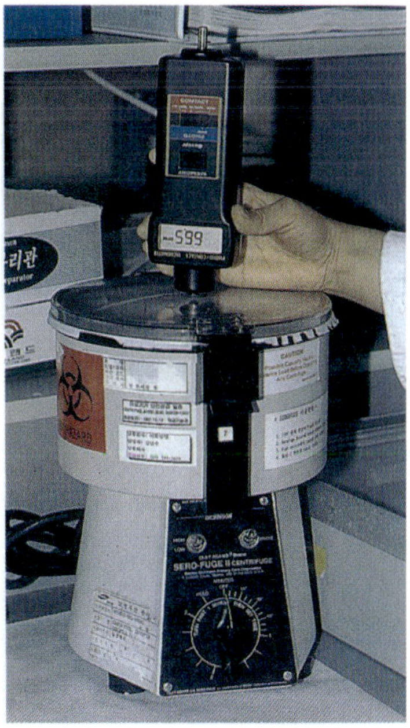

혈액은행 응급검사의 체크포인트

	실습평가항목	예	아니오
1	불규칙항체 검사를 하는 의의를 설명할 수 있는가?		
2	직접, 간접 항글로불린 검사(DAT, IAT)를 직접 수행할 수 있는가?		
3	동종응집소 검사(Rh역가 검사)를 실시하는 이유를 설명할 수 있는가?		
4	HLA typing에 대해 설명할 수 있는가?		
5	기타 혈액형 검사에 대해 설명할 수 있는가?		
6	혈액은행 정도관리를 실시하는 의의를 설명할 수 있는가?		
7	기타(항체용출검사, 분비자검사 등) 검사에 대해 의의 및 방법을 설명할 수 있는가?		

실습결과 보고서

실 습 년 월 일	반(조)	학 번	이 름	실습담당

실습제목 :

학생실습 WORK SHEET

헌혈실 검사 년 월 일 ( )요일

실습내용

헌혈실 검사

1. 헌혈실 업무개요

1) 헌혈기준(본인 헌혈)
2) 일반헌혈, 성분헌혈 - 소독 및 채혈절차
3) 헌혈백 종류
4) 헌혈 전후의 주의사항

2. 혈액성분 제제 제조

1) 본인혈액(Triple bag) - 혈액성분 분리
2) 백혈구 제거 필터 사용법
3) 방사선 조사기 사용법
4) 멸균연결기(SCD) 사용법
5) 혈액성분채집기 사용법

실습목표

1. 헌혈업무

1) 헌혈자의 채혈금지 대상자를 상세히 알아야 한다.
2) 헌혈할 때의 소독 및 절차를 상세히 알아야 한다.
3) 채혈백의 항응고제 및 종류에 대해 알아야 한다.
4) 헌혈 과정 및 헌혈 후에 발생할 수 있는 부작용에 대처할 수 있어야 한다.
5) 헌혈 후 헌혈자 및 혈액관리를 규정에 의해 처리해야 한다.
6) 헌혈 후 혈액 검사종류를 알아야 한다.

2. 혈액성분 제제 제조

1) 본인혈액(Triple bag)을 이용하여 혈액성분 분리를 한다.
2) 백혈구 제거 필터와 방사선 조사기 사용법을 이해한다.
3) 멸균연결기(SCD) 사용법을 이해한다.

세부 실습내용

1. 채혈백의 종류의 용도에 대해 쓰시오.

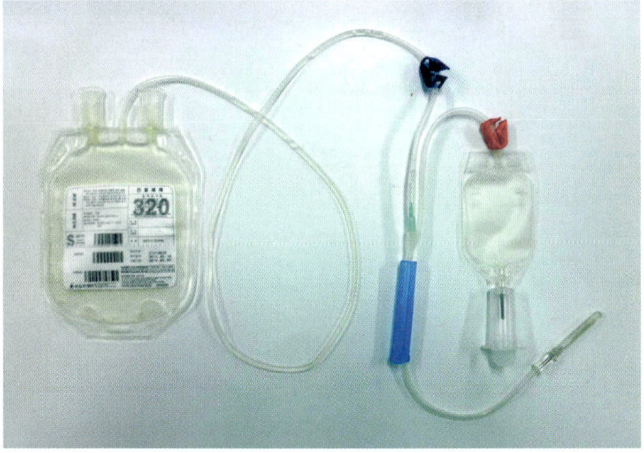

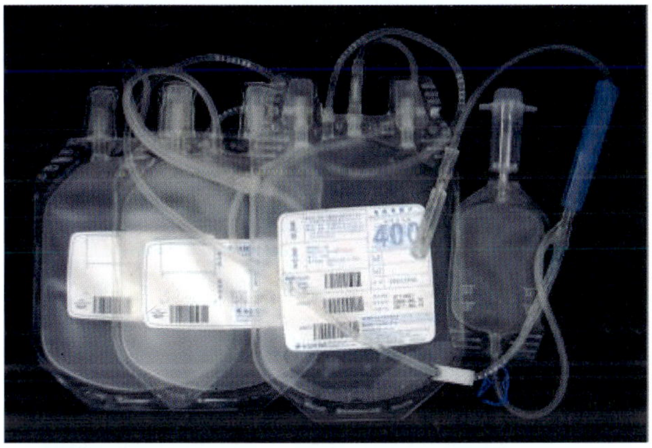

2. 혈액성분제제의 종류와 보존방법 및 유효기간을 쓰시오.

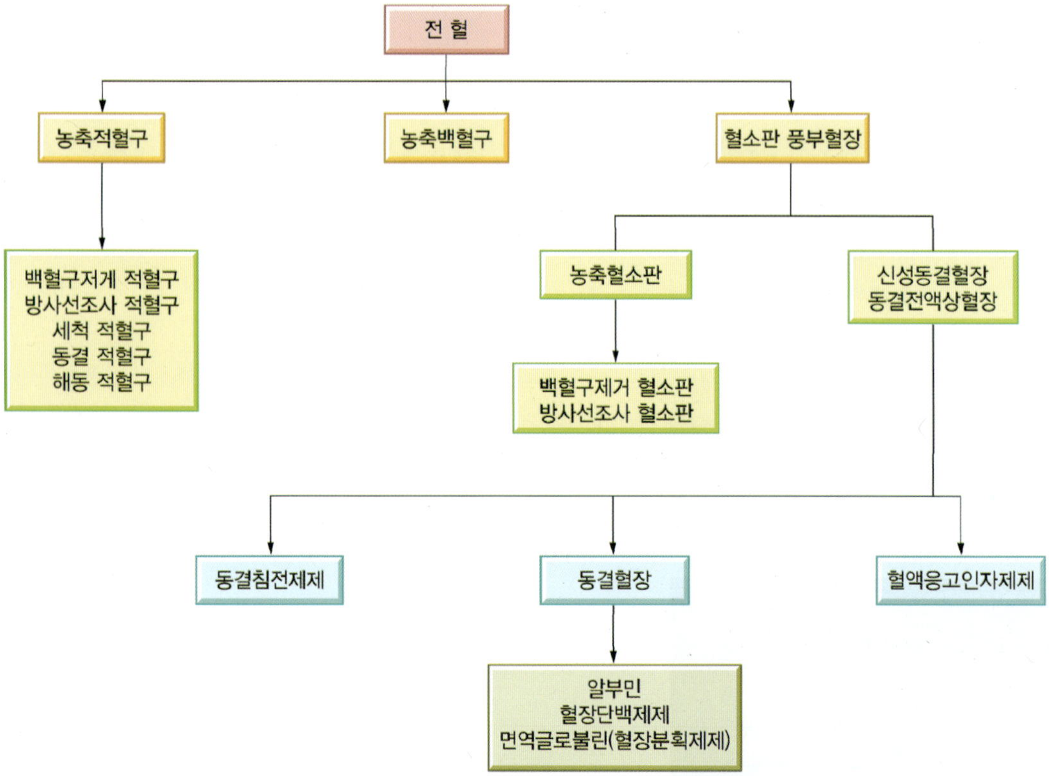

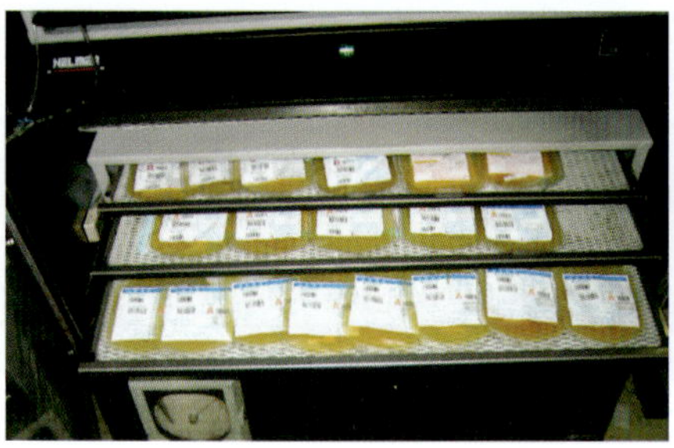

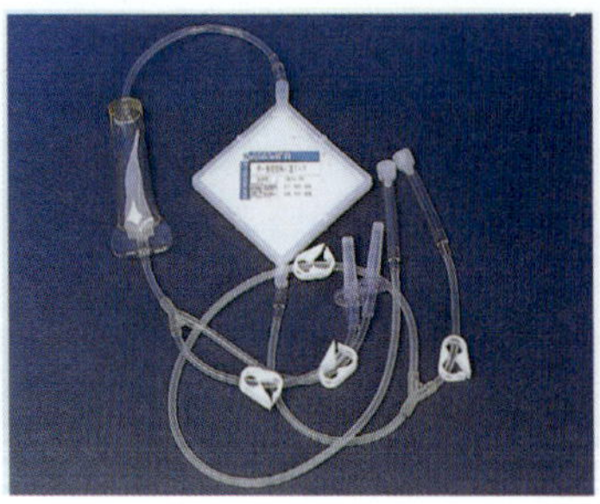

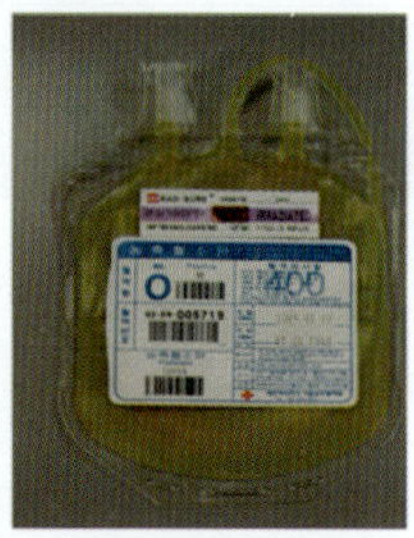

2500rad 방사선 조사 전 Indicator

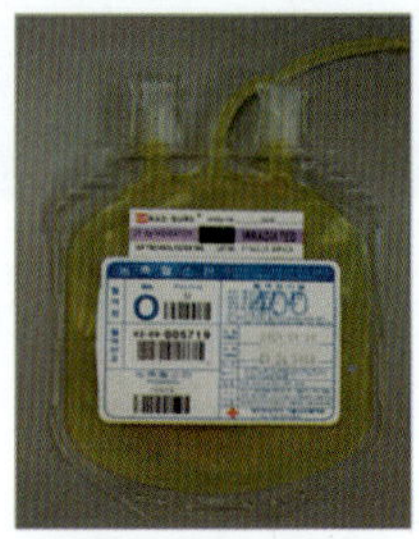

2500rad 방사선 조사 후 Indicator

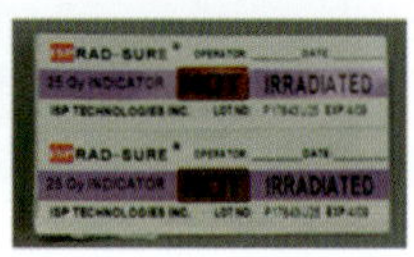

3. 백혈구 제거 필터사용 제제의 종류와 의의를 쓰시오.

4. 각 병원에서 헌혈업무에 관계된 장비의 종류와 사용방법 및 기능에 대해 간단히 쓰시오.

- 방사선 조사기

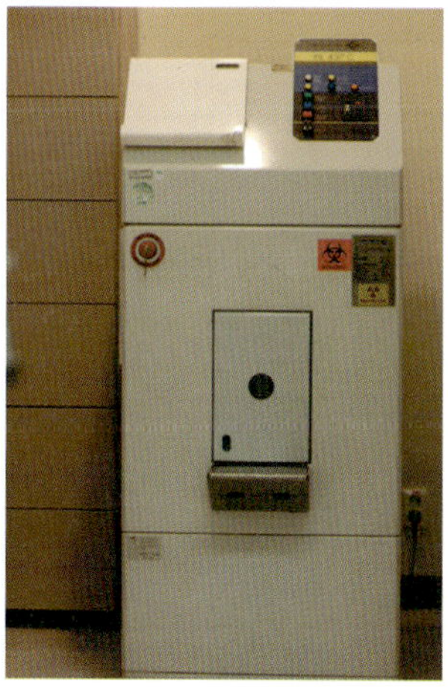

- 멸균연결기(SCD)

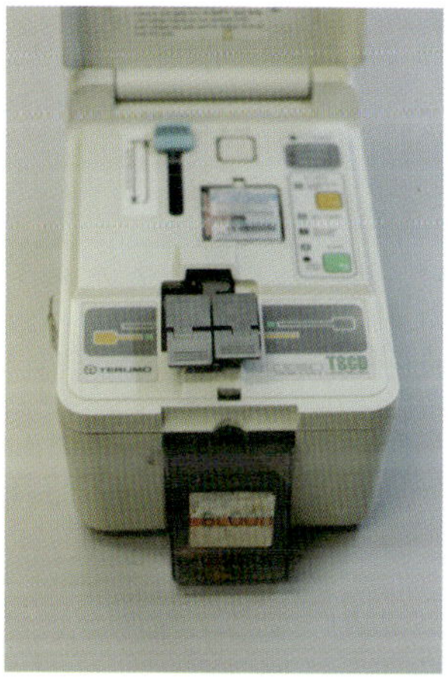

- 혈액성분채집기

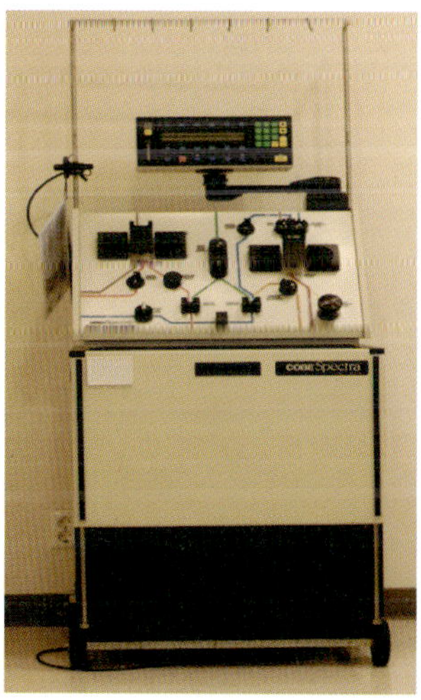

현혈실 검사의 체크포인트

	실습평가항목	예	아니오
1	헌혈업무에 대해 설명할 수 있는가?		
2	헌혈기준(본인 헌혈)에 대해 설명할 수 있는가?		
3	일반헌혈, 성분헌혈에 따른 소독 및 채혈절차에 대해 설명할 수 있는가?		
4	헌혈백 종류에 대해 설명할 수 있는가?		
5	헌혈 전후의 주의사항에 대해 설명할 수 있는가?		
6	혈액성분 제제 제조를 설명할 수 있는가?		
7	혈액성분제제에 대한 종류 및 보관관리 기준에 대해 설명할 수 있는가?		
8	삼중 채혈백을 이용한 혈액성분 분리과정에 대해 설명할 수 있는가?		
9	백혈구 제거 필터 사용법을 대해 설명할 수 있는가?		
10	방사선 조사기 사용에 대한 의의를 설명할 수 있는가?		
11	멸균연결기(SCD)를 이용하여 수행할 수 있는가?		

실습결과 보고서

실 습 년 월 일	반(조)	학 번	이 름	실습담당

실습제목 :

03

분자진단학
Molecular Diagnostics

분자진단은 유전질환이 풀기 어려운 분자적 결함들을 밝혀내기 위해 최근 분자생물학 기법을 다루는 것으로 진단검사의학에 분자유전학의 지식과 기술을 가져온 것으로 지난 십수년 간 놀라운 발전을 해온 분야이다. 이를 위해서는 핵산화학의 기초 원리, 분자진단 방법에서의 유전자 대체에 대한 자세한 설명부터 기법, 장비, 분자진단 실험실에서의 작동의 원리의 숙지가 필수적인 요소이다. 따라서 축적된 분자생물학적 지식과 기술이 진단검사의학(laboratory medicine)에 접목된 분자진단학(molecular diagnostics)은 분자생물학적 기술을 이용하여 DNA, RNA, 단백질 등의 생체지표물질(biomarker)을 검출하거나 측정하는 체외진단학의 한 분야로 이어가고 있다. 넓은 의미로는 항체를 이용한 면역진단의 영역을 포함하지만, 현재는 좁은 의미에서 유전정보 물질인 DNA나 RNA를 분석하고 검출하는 핵산진단학(nucleic acid diagnostics)과 같은 의미로 사용되고 있다. 핵산검사(NAT : nucleic acid test)는 체외진단검사 중 가장 빠른 속도로 성장하는 분야이다. 특히 Polymerase Chain Raction(PCR)법이란 유전자의 최소단위인 DNA 또는 RNA의 특정영역을 시험관 내에서 인위적으로 대량 증폭하는 획기적인 기술로 진단 분야에서 활용되고 있다. 사람이나 동물에 감염되어 질병을 일으키는 박테리아(세균)나 바이러스 또는 기타 감염성 기생충은 모두 생명체를 유지하고 증식하기 위한 최소단위의 유전정보인 DNA(RNA)를 가진다. PCR 진단법은 이러한 최소단위의 DNA 또는 RNA를 실험실 내에서 인공적으로 증폭하는 기술을 말한다. 사람이나 동물이 세균 또는 바이러스 등에 감염되면 이들은 숙주의 세포에 침투하여 증식하게 되는데, 주로 적혈구 또는 백혈구에 감염되어 혈류를 통해 온몸으로 퍼지게 된다. 장내세균 같은 경우에는 장관세포에 감염된다. PCR 진단법은 동물의 혈액(장내세균일 경우에는 분변)을 채취하여 혈액(분변)으로부터 DNA(RNA)를 추출하여 추출된 DNA(RNA)에 감염성 병원체(세균, 바이러스 등)의 유전정보가 존재하는지 검사하는 방법이다.

PCR 진단법이 기존 진단법에 비해 특이도가 매우 뛰어난 이유는 검체 내에 존재하는 병원체(세균, 바이러스 등)가 가지는 특정 DNA(RNA) 만을 Target으로 하기 때문이며, 1개의 유전자만 존재하더라도 이를 최소 수억 배로 증폭하기 때문에 민감도가 다른 검사법에 비해 최소 수천 배 이상 뛰어나다. 다양한 임상시료로부터 핵산을 추출하는 과정은 핵산검사의 성공에 매우 중요하다. 핵산을 추출할 때에는 핵산의 순도, 수율, 안정성, 핵산 검사를 방해하는 요소의 제거, 핵산검사의 민감도, 시료 간의 교차오염 등을 고려하여야 한다. 이처럼 다양한 분야에서 분자진단 검사를 임상병리사가 수행하고 있다.
본 임상실습서는 임상생리학적 검사의 업무영역별로 대표적인 검사기법에 대해 소개하고 임상실습을 통해 습득해야 할 기본적인 술기에 대한 학습지침을 제시하여 임상현장에서 임상병리학을 전공하는 실습학생들의 실무친화력 제고에 도움을 줄 수 있도록 아래와 같이 구성하였다.

분자진단학의 임상분야

1. 핵산의 분리
2. 전기영동
3. 유전자 재조합
4. PCR
5. DNA Probe
6. DNA sequencing
7. 결핵균 진단
8. HCV 진단
9. Real-time PCR
10. 핵형분석
11. 종합평가

분자진단학 임상실습 교육일정

항목	실습내용	교육담당자
1	1. 핵산의 분리 2. 전기영동 3. 유전자재조합	
2	1. PCR 2. DNA Probe 3. DNA sequencing	
3	1. 결핵균진단 2. HCV진단	
4	1. 결핵균진단 2. HCV진단	
5	1. 핵형분석 2. 종합평가	

학생실습 WORK SHEET

분자진단 검사실　　　　　　　년　　　월　　　일 (　　)요일

실습내용

1. 핵산의 분리
2. 전기영동
3. 유전자재조합

실습목표

1. 임상 검체에서 DNA를 추출하고 전기영동방법을 이해하고 숙지한다.
2. Competent cell을 제작하고 형질전환시켜 유전자 클론을 선별한다.

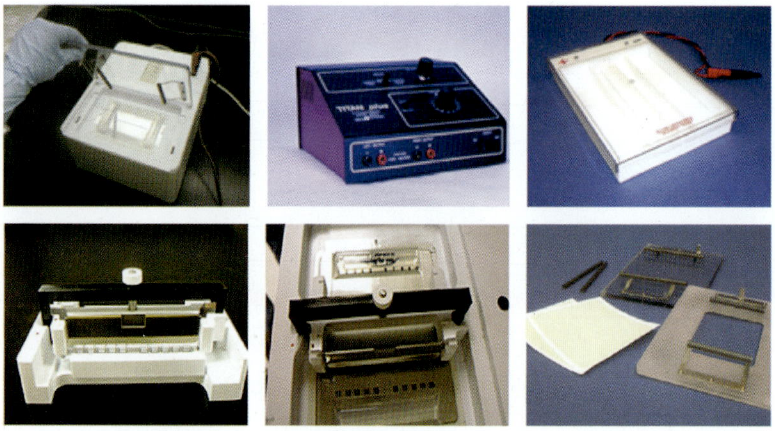

지지체를 이용한 전기영동 부속 장치(Helena 제품)

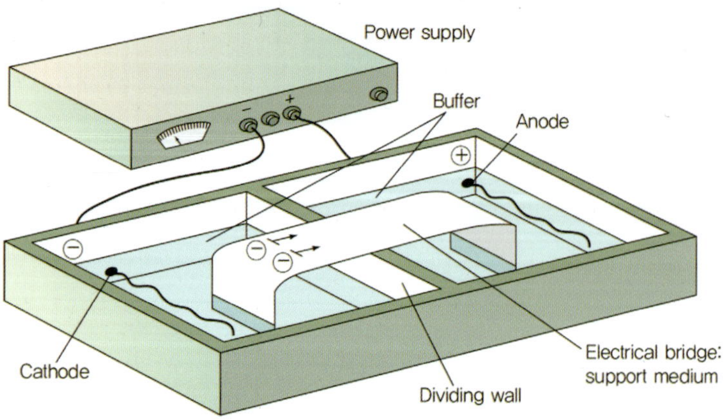

전기장 안에서 하전된 입자가 양극 또는 음극 쪽으로 이동하는 현상

세부 실습내용

1. 세균으로부터 플라스미드 DNA를 분리한다.
2. 세균으로부터 염색체 DNA를 분리한다.
3. 동물세포로부터 DNA를 분리한다.
4. DNA를 정제한다.
5. DNA의 순도 및 정량을 측정한다.
6. 전기영동하기 위해서 아가로스 젤을 만든다.
7. DNA를 제한효소로 처리한 후 전기영동을 실시한다.
8. DNA 조각을 벡터에 삽입하여 재조합 DNA를 만든다.
9. 재조합 DNA를 형질 전환시킨다.
10. 형질전환된 세포 중 목적하는 유전자를 포함하는 세포를 선별한다.

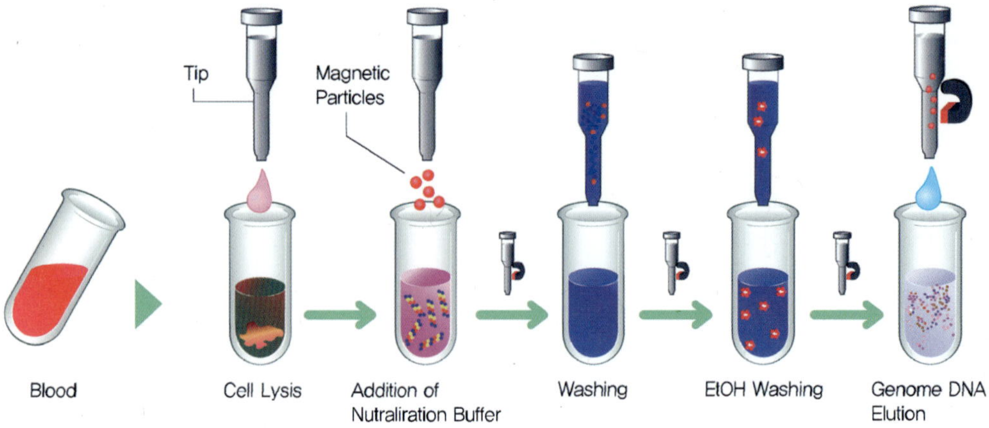
Tip
Magnetic Particles
Blood
Cell Lysis
Addition of Nutraliration Buffer
Washing
EtOH Washing
Genome DNA Elution

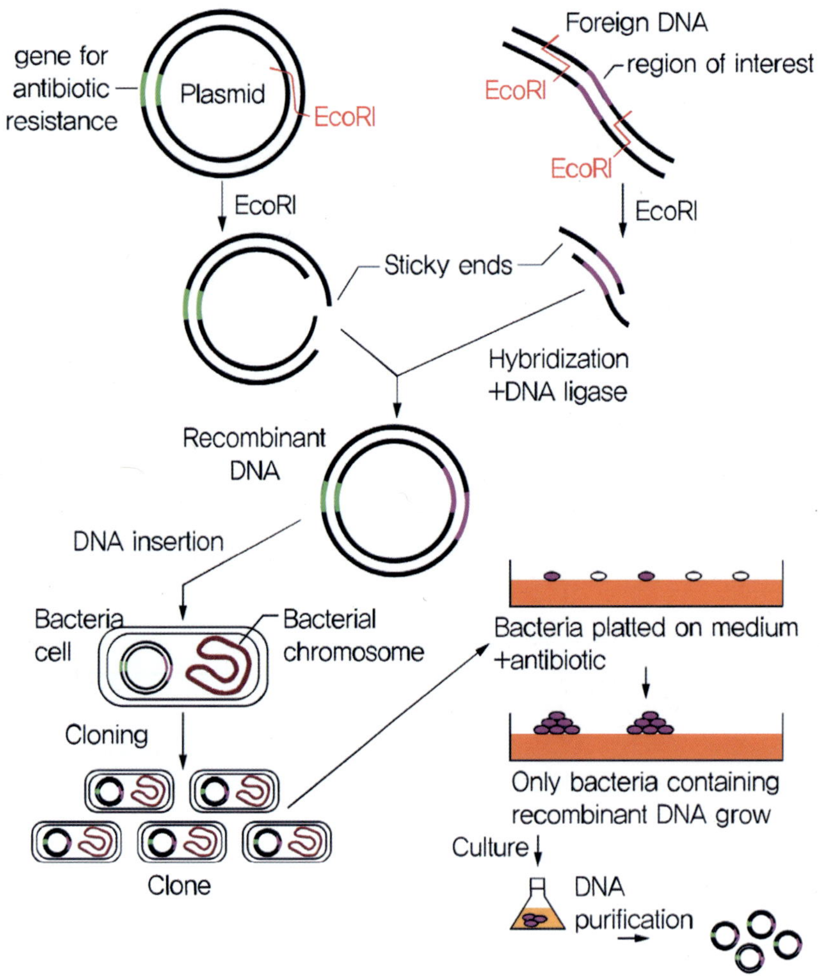
gene for antibiotic resistance
Plasmid
EcoRI
Foreign DNA
region of interest
EcoRI
EcoRI
EcoRI
EcoRI
Sticky ends
Hybridization +DNA ligase
Recombinant DNA
DNA insertion
Bacteria cell
Bacterial chromosome
Bacteria platted on medium +antibiotic
Cloning
Only bacteria containing recombinant DNA grow
Culture
Clone
DNA purification

실습결과 보고서

실 습 년 월 일	반(조)	학 번	이 름	실습담당

실습제목 :

학생실습 WORK SHEET

분자생물학 검사실 년 월 일 ( )요일

실습내용

1. PCR
2. DNA Probe
3. DNA sequencing

실습목표

1. PCR의 원리 및 방법에 대하여 이해한다.
2. DNA probe법의 원리 및 방법에 대하여 이해한다.
3. 유전자염기서열의 원리 및 방법에 대하여 이해한다.

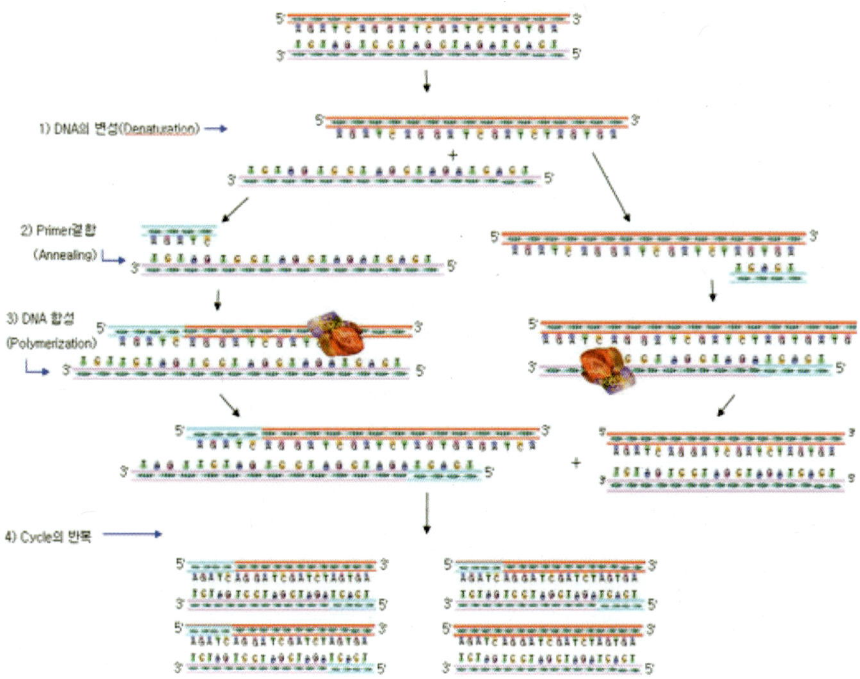

세부 실습내용

1. 표적 DNA, primer와 PCR 혼합액을 준비한다.
2. PCR기기 작동방법에 대하여 설명한다.
3. PCR을 실시 후 전기영동으로 생성물을 확인한다.
4. EtBr로 염색한 다음 사진촬영을 실시한다.
5. 제한효소로 처리한 DNA를 southern transfer시킨다.
6. 표식된 probe를 사용하여 hybridization 후 확인한다.
7. Dideoxy chain termination 방법을 사용하여 염기서열 분석을 실시한다.
8. Automatic sequencer 작동방법을 설명한다.

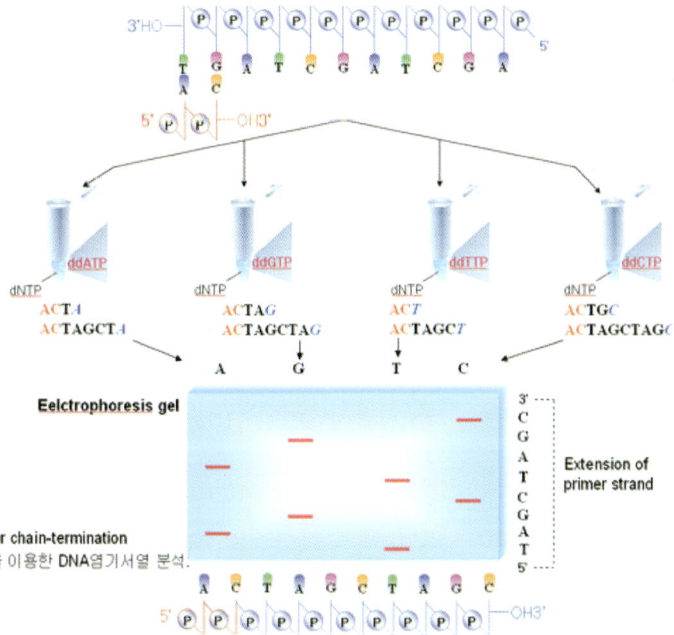

그림.
Sanger chain-termination
방법을 이용한 DNA염기서열 분석.

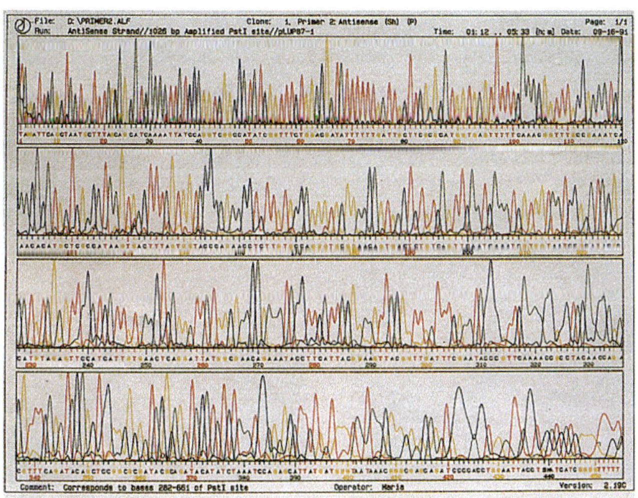

실습결과 보고서

실 습 년 월 일	반(조)	학 번	이 름	실습담당

실습제목 :

학생실습 WORK SHEET

분자생물학 검사실 년 월 일 ( )요일

실습내용

1. 결핵균 진단
2. HCV 진단

실습목표

1. 중합효소연쇄반응을 이용하여 결핵균 진단방법을 설명한다.
2. 혈청으로부터 RNA를 추출하는 방법과 PCR을 이용한 HCV 진단법에 대하여 설명한다.

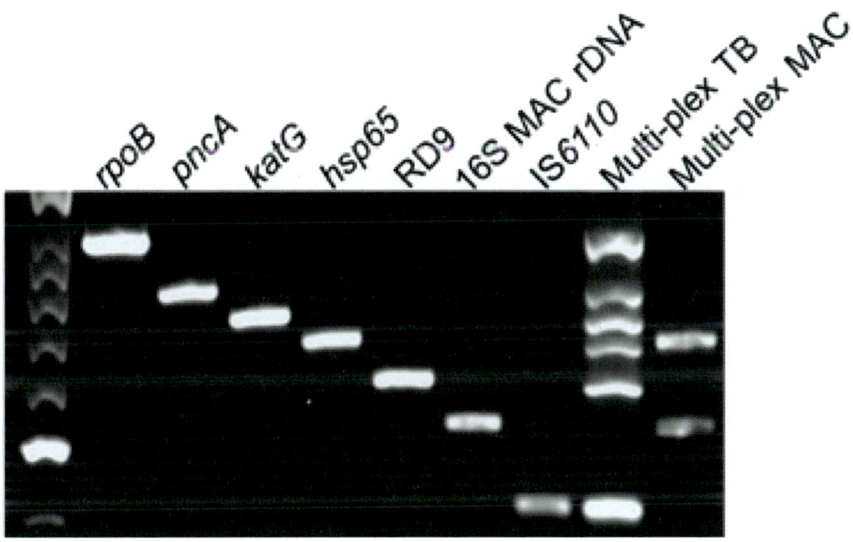

세부 실습내용

1. 결핵균의 DNA를 추출한다.
2. Amplicor Mycobacterium tuberculosis PCR kit를 사용하여 PCR을 실시한다.
3. Microwell plate 상에서 생성물을 확인한다.
4. 혈청으로부터 RNA를 추출하여 RT-PCR을 실시한다.

실습결과 보고서

실 습 년 월 일	반(조)	학 번	이 름	실습담당

실습제목 :

학생실습 WORK SHEET

분자생물학 검사실 년 월 일 ( )요일

실습내용

1. Real-time PCR

실습목표

1. Real-time PCR 원리에 대하여 설명한다.
2. Real-time PCR 방법에 대하여 설명한다.

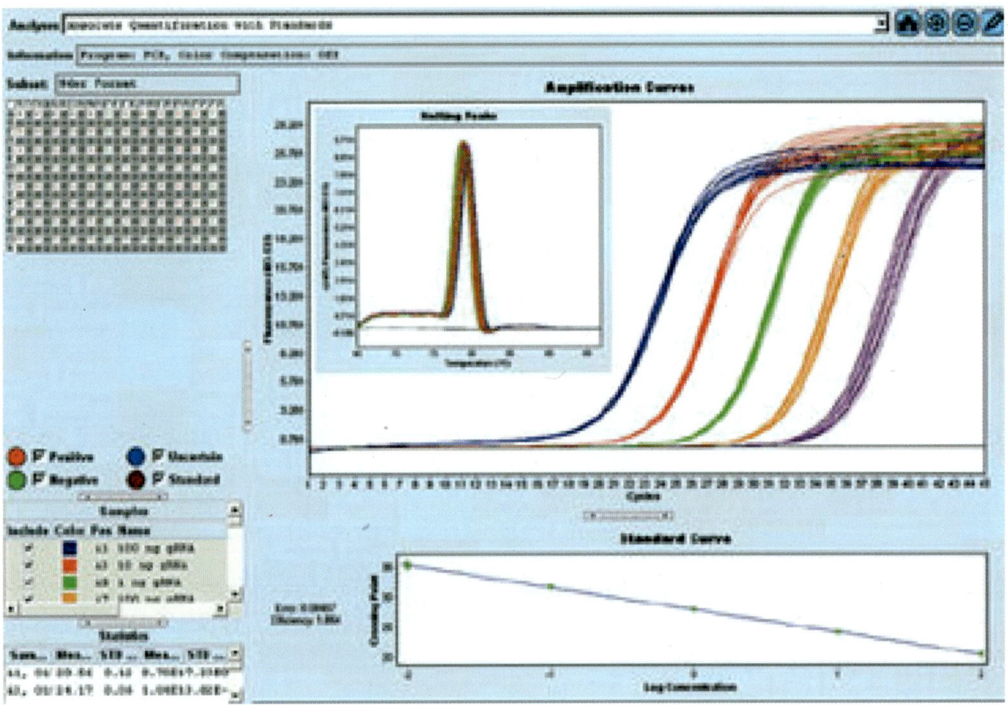

https://www.youtube.com/watch?feature=player_detailpage&v=EaGH1eKfvC0

세부 실습내용

1. 표적 DNA를 추출한다.
2. SYBR green 1 또는 Taqman probe 방법으로 RTPCR을 실시한다.
3. Melting curve 분석에 의해 특이적 생성물을 확인하거나 정량계산을 한다.

실습결과 보고서

실 습 년 월 일	반(조)	학 번	이 름	실습담당

실습제목 :

학생실습 WORK SHEET

분자생물학 검사실　　　　　　　년　　　　월　　　　일 (　　　)요일

실습내용

1. 핵형분석

실습목표

1. 림프구를 이용한 핵형분석의 원리 및 방법에 대하여 설명한다.
2. 염색체의 수적 및 구조 이상에 대하여 설명한다.

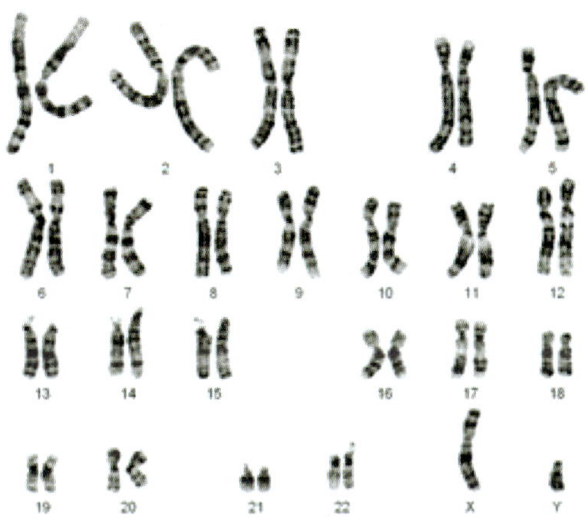

46,XY Normal male

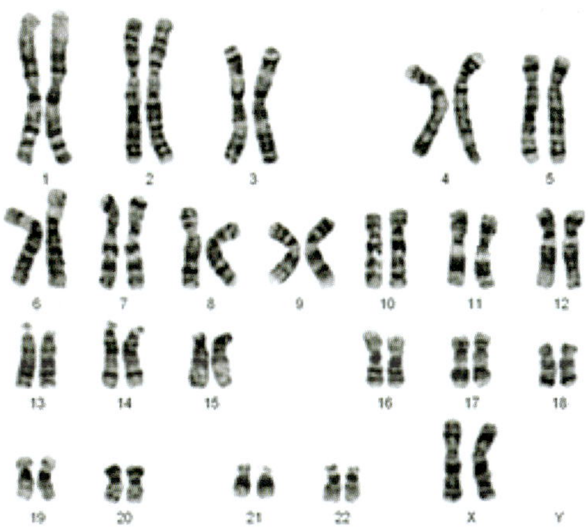

46,XX Normal female

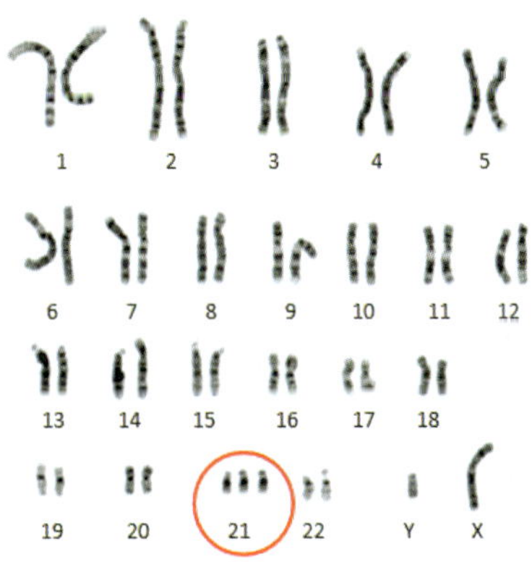

세부 실습내용

1. RPMI 배지를 준비하고 세포배양을 실시한다.
2. 원심분리하여 염색체를 수획한 다음 고정액을 처리한다.
3. 슬라이드를 만들어 Giemsa 염색을 실시한다.
4. 중기염색체를 찾아 핵형도를 작성한다.

실습결과 보고서

실 습 년 월 일	반(조)	학 번	이 름	실습담당

실습제목 :

실습결과 보고서

실 습 년 월 일	반(조)	학 번	이 름	실습담당

실습제목 :

분자진단 검사의 체크포인트

	실습평가항목	예	아니오
1	분자진단검사실의 업무 흐름을 이해하였는가?		
2	핵산추출 분리법에 대해 이해하였는가?		
3	핵산 전기영동법에 대해 이해하였는가?		
4	유전자 재조합 기술에 대해 이해하였는가?		
5	PCR 원리와 방법에 대해 이해하였는가?		
6	DNA sequence 기술에 대해 이해하였는가?		
7	결핵균, HCV 진단법에 대해 이해하였는가?		
8	Real-time PCR의 원리와 방법에 대해서 이해하였는가?		
9	핵형분석에 대해 이해하였는가?		

part 2

임상화학
Clinical Chemistry

1. 임상화학
2. 체액 및 요검사학
3. 핵의학검사학

실습기간 현황

과 목	실 습 기 간	실습담당
임 상 화 학	년 월 일 ~ 년 월 일	
체액 및 요검사학	년 월 일 ~ 년 월 일	
핵 의 학 검 사 학	년 월 일 ~ 년 월 일	

01

임상화학 Clinical Chemistry

임상화학은 질병으로 인한 체액의 화학적 성분들의 농도 변화를 연구하는 학문이다. 정상인은 건강을 유지하기 위하여 섭취 대사 배설을 반복하면서 체액의 화학물질 농도를 일정하게 유지한다. 그러나 질병을 앓게 되면 질병과 관계있는 화학물질들의 농도 변화가 일어난다. 따라서 임상화학은 질병을 이해하고 예방과 진단 그리고 치료를 위하여 중요한 기준이 되는 학문이다.

【임상화학 임상분야】

1. 임상화학 검사
2. 일반화학 검사
3. 특수화학 검사

임상화학 검사 임상실습 교육 일정

항목	실습 내용	교육담당자
1	**1. 임상화학 검사** 1) 임상화학 검사 개요 (1) 전반적인 검사 절차 (2) 검체 처리 과정 및 관리 (3) 각종 분석기기 원리와 사용법 (4) 정도관리 방법 (5) 분석기기의 유지 및 보수 점검	
2	**2. 일반화학 검사** * Total protein * Albumin * Glucose * Total cholesterol * HDL-cholesterol * LDL-cholesterol * Triglyceride * Blood urea nitrogen (BUN) * Creatinine * Uric acid * Total bilirubin * Direct bilirubin * Aspartate aminotransferase (AST) * Alanine aminotransferase (ALT) * Gamma Glutamyltransferase (GGT) * Amylase (AMY) * Creatine kinase (CK) * LD (Lactate dehydrogenase) * Alkaline phosphatase (ALP) * Iron * Total iron binding capacity (TIBC) * C-reactive protein(CRP) * Apolipoprotein A-I * Apolipoprotein B * Na * K * Cl * Mg * Calcium * Phosphorus * Total CO_2 * IgG * IgA * IgM * Complement 3(C3) * Complement 4(C4)	
3	**3. 특수화학 검사** * 약물검사 * 중금속 * 표지자 * 호르몬 * 아미노산 * HbA_{1c} **[특수 분석법]** * 전기영동, 면역전기영동, 모세관전기영동 * 크로마토그래피: HPLC, GC * 질량 분석 * 면역화학 * 화학발광	

학생실습 WORK SHEET

임상화학 검사실 년 월 일 ( )요일

실습내용

1. 임상화학 검사 절차 설명
2. 검체 처리 과정 및 관리
3. 각종 분석기기 원리와 사용법
4. 정도관리 방법
5. 분석기기의 유지 및 보수 점검

실습목표

1. 일반 검사, 응급 검사, 특수 검사의 검체 접수부터 보고까지의 업무 흐름을 파악하고 검사 종목 목록 또는 검사 의뢰서를 부착한다.
2. 검사하는 검체의 종류를 파악하고 처리 과정 및 관리 방법을 정리한다.
3. 각종 검사에 사용되는 분석기기의 원리와 사용법을 익히고, 기구들의 명칭, 작동 방법, 주의사항 등을 정리한다.
4. 검사실에서 이용하는 내부 및 외부 정도관리 방법과 실제를 익힌다.
5. 분석기기의 원활한 사용을 위한 유지 및 보수 점검 사항에 대하여 정리한다.

세부 실습내용

1. 일반화학 분석 장비

- 자동분석기의 종류, 특징, 측정 원리(사진 첨부)

2. 내부 외부 정도관리

- Levey-Jennings Chart 작성법
- Levey-Jennings Chart에 해석: Westgard-Multirule 적용
- 계통오차와 우발오차 구분

3. 분석 전 오차

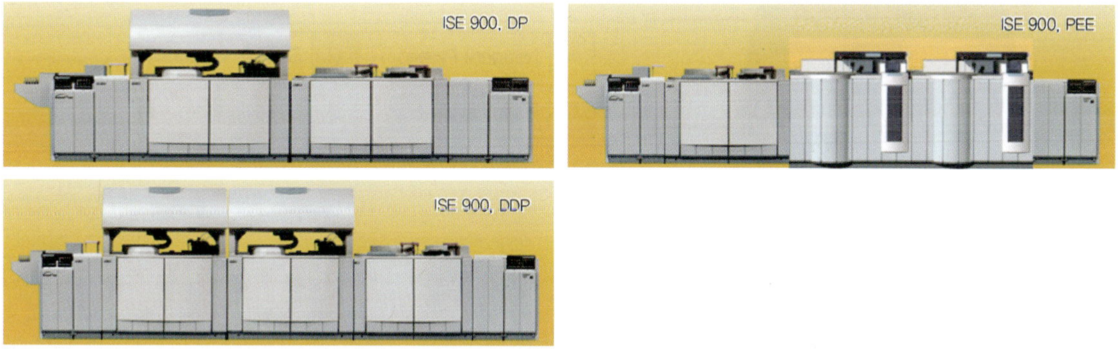

1. Hitachi & Roche Modular systems concept

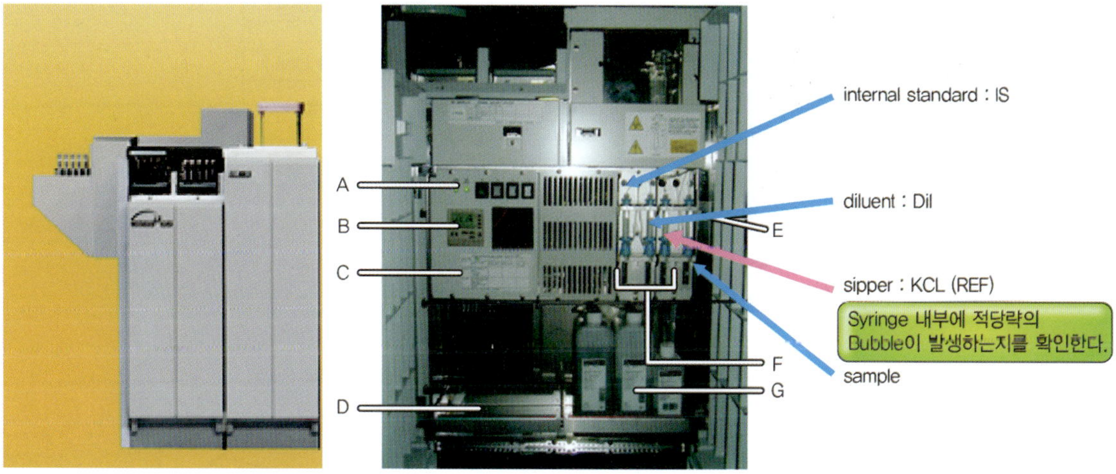

A. Funtion key area　B. Timer (for system)　C. Function key instruction label
D. Reagents for second ISE unit(if available)　E. Sample syringe
F. Reagent syringes　G. ISE reagents

2. Hitachi & Roche Modular ISE 단면도

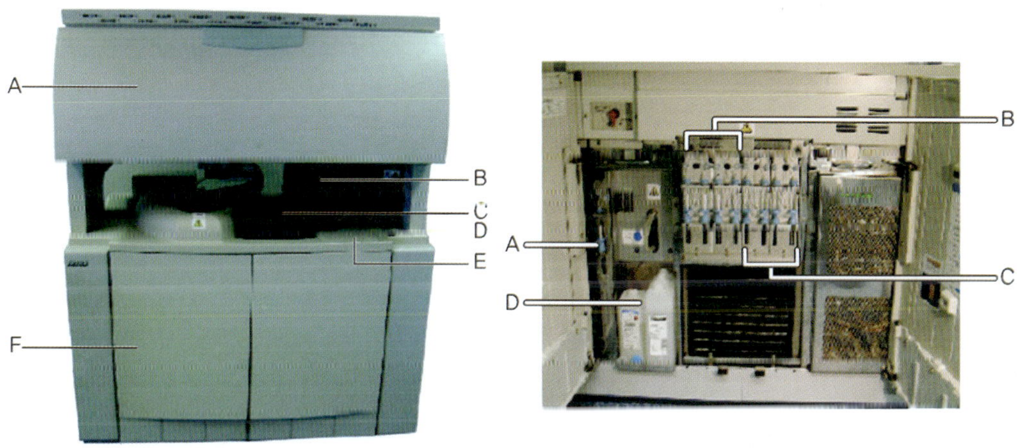

A	Reagent System	B	Sample pipettor(rear end)
C	Reaction disk	D	Function key area
E	Photometer	F	System reagent

A	Detergent syringe	B	Reagent syringes
C	Sample Syringes	D	System reagents

3. Hitachi & Roche Modular D-2400 단면도

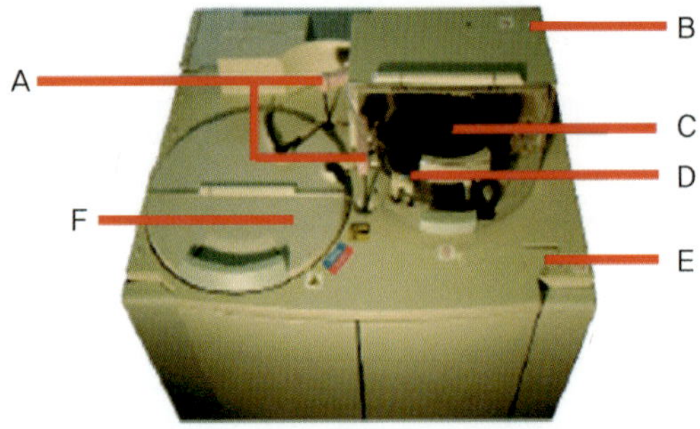

A	Reagent Pipettor	B	Sample pipettor
C	Reaction disk	D	Stirrer paddle
E	Function Key area	F	System reagent

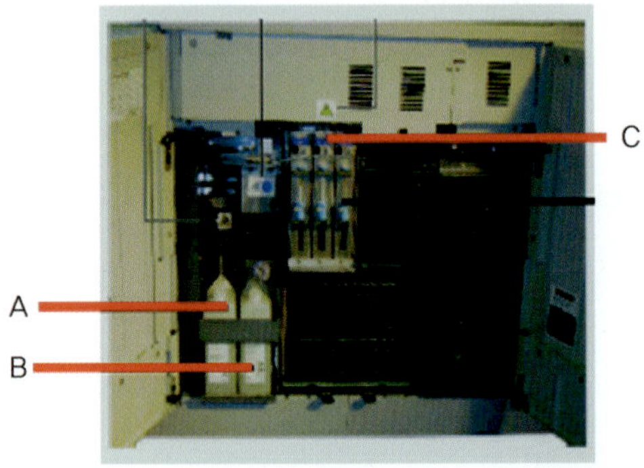

A	Detergent I(NaOH-D) Cell Wash solution Rinse Unit I
B	Detergent II(Acid wash) Cell Wash solution Rinse Unit II
C	Reagent/Sample syringes

4. Hitachi & Roche Modular P-800 단면도

How to install Reagents & consumables

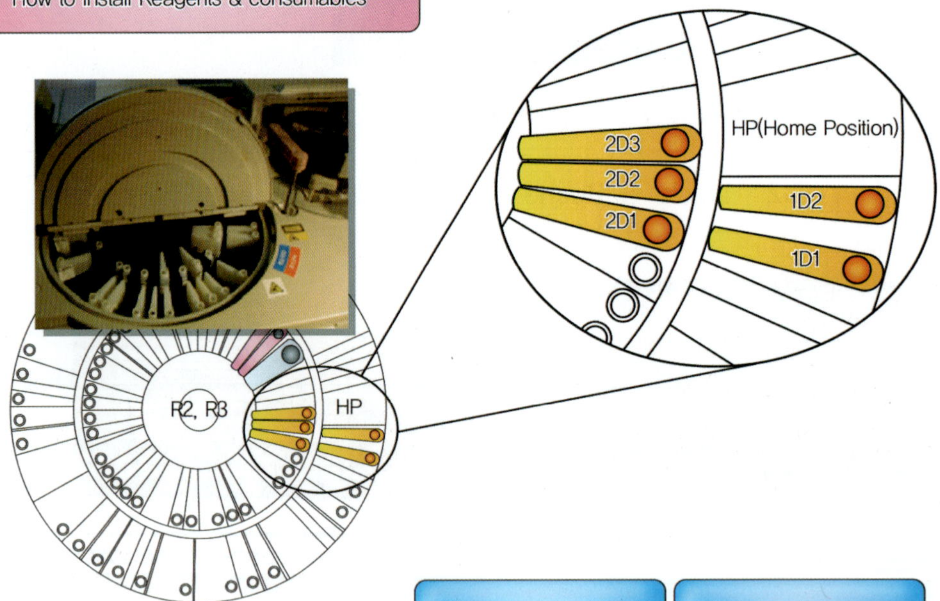

Item	Position
NaOH-D(70ml)	1D1, 2D1
SMS(70ml)	1D2, 2D2
Hitergent(70ml)	2D3

For probe wash and reaction bath → Hitergent(70ml)

5. Hitachi & Roche Modular P-800 시약 및 반응 장치부

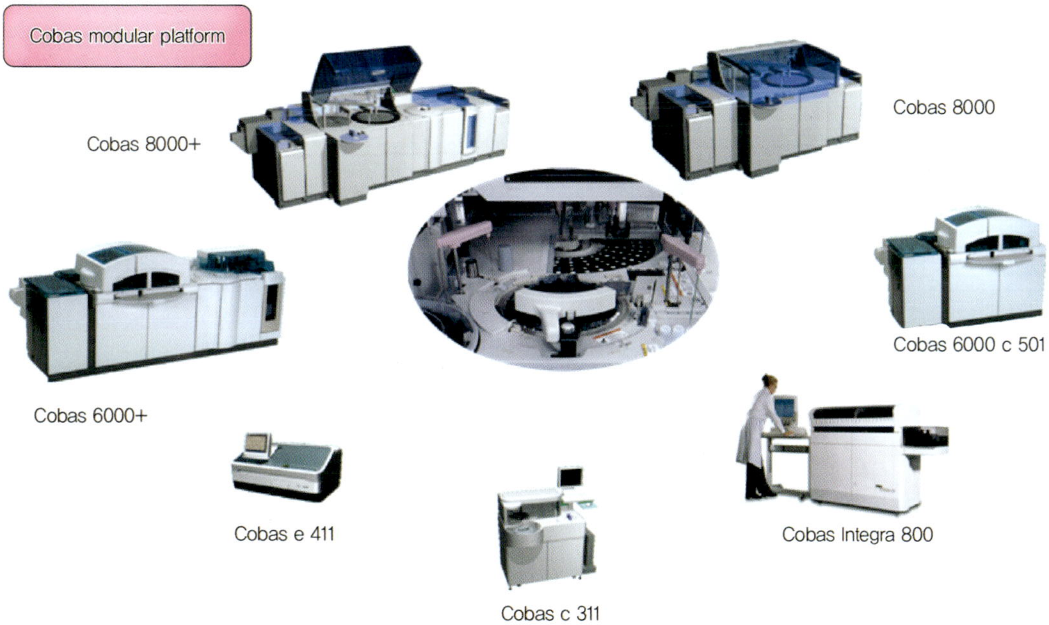

6. Roche cobas clinical chemistry analyzer

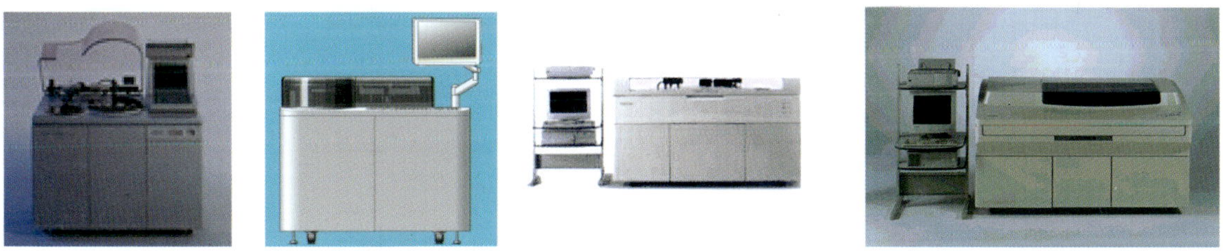

TBA-30FR　　Accute　　TBA-120FR　　TBA-2000FR-NEO

7. Toshiba clinical chemistry analyzer

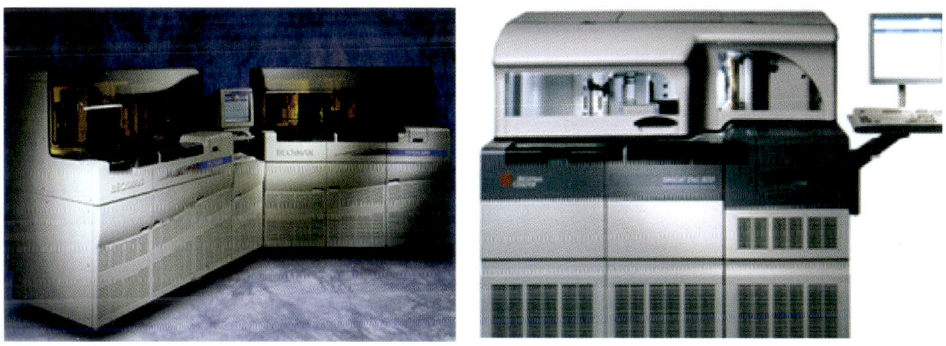

UniCel® LX-20　　UniCel® DxC 800

8. Beckman clinical chemistry analyzer

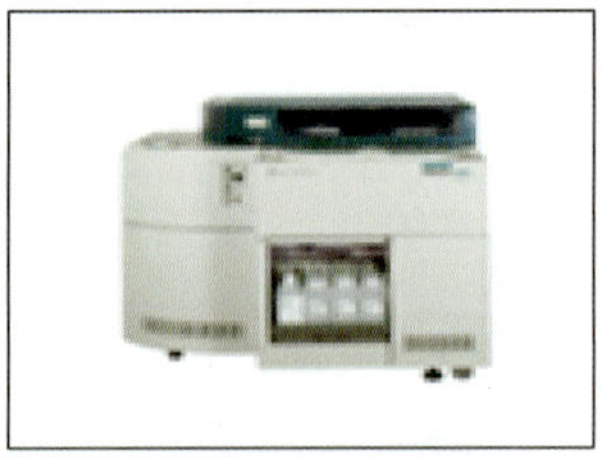

ADVIA® 1200

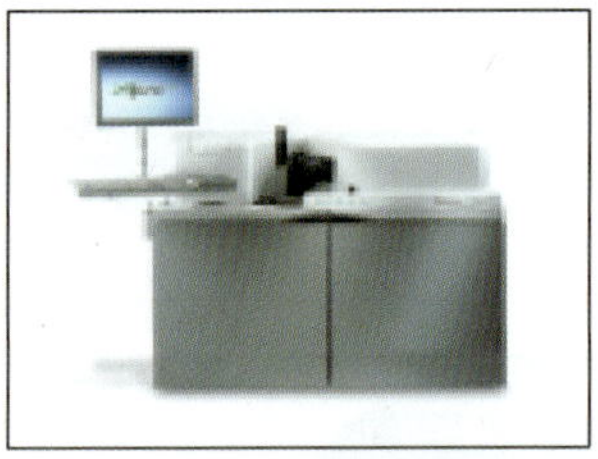

Dimension® Xpand® Plus

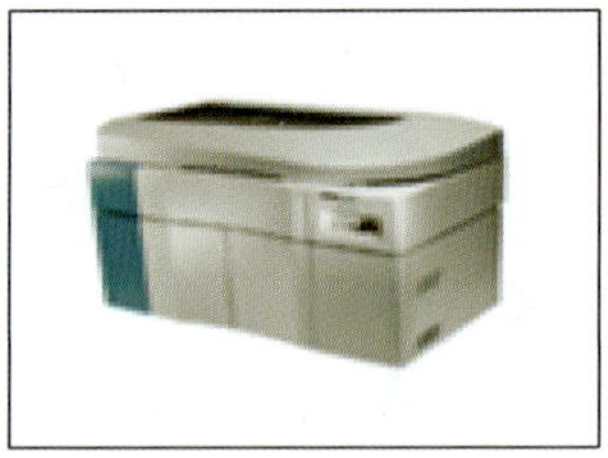

ADVIA® 1800

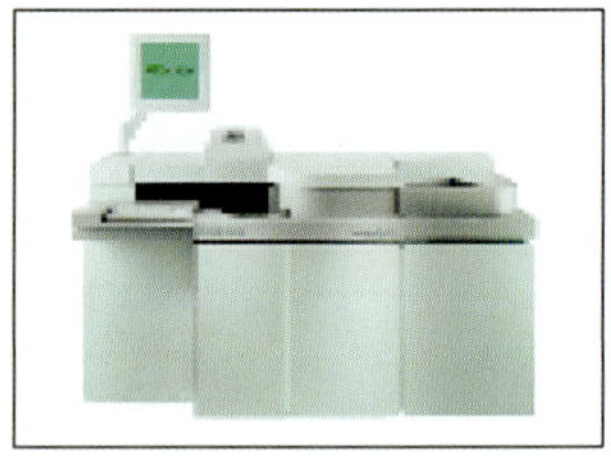

Dimension® RxL Max®

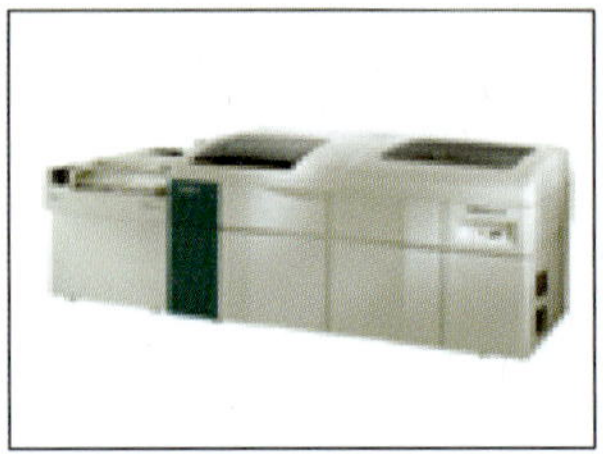

ADVIA® 2400

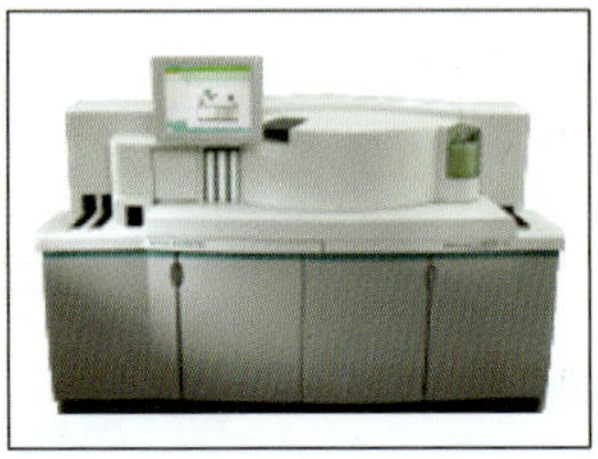

Dimension Vista® 1500

9. Simens clinical chemistrt analyzer

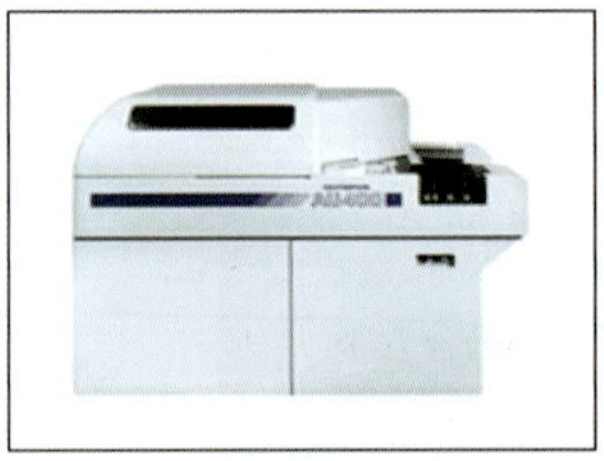

AU-400

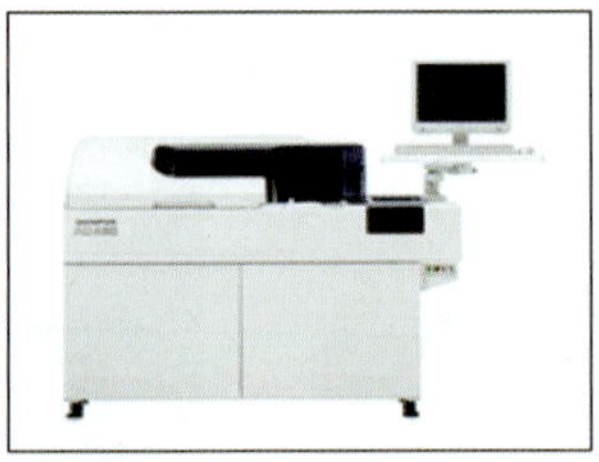

AU-480

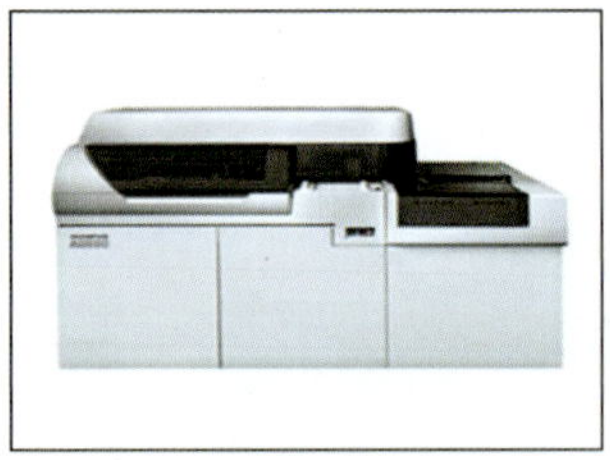

AU-680

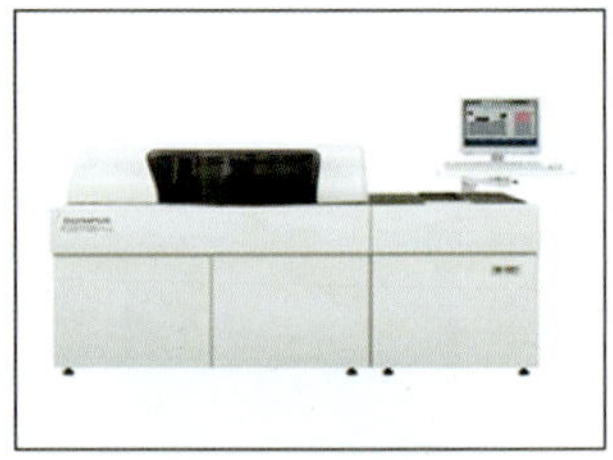

AU-2700 Plus

10. Olympus clinical chemistry analyzer

실습평가

	실습평가항목	예	아니오
1	실제로 시행하고 있는 임상화학 검사 종목을 파악하고 있는가?		
2	검체의 종류, 용기 및 처리 방법, 검체 상태에 따른 영향을 알고 있는가?		
3	각종 분석기기 및 기구의 특성 및 원리와 사용법, 주의사항 등을 알고 있는가?		
4	내부 및 외부 정도관리 평가 기준 및 방법을 숙지하였는가?		

실습결과 보고서

실 습 년 월 일	반(조)	학 번	이 름	실습담당

실습제목 :

학생실습 WORK SHEET

임상화학 검사실 년 월 일 ( )요일

실습내용

1. 단백질 검사: 총 단백질, 알부민
2. 비단백질소화합물 검사: 크레아티닌, 요산, BUN
3. 지질 검사: 콜레스테롤, TG, HDL-chol, LDL-chol
4. 효소 검사: ALP, ALT, AST, AMY, CK, GGT, LD
5. 탄수화물 검사: 포도당
6. 기능 검사

실습목표

1. 단백질 검사 종목 및 측정 방법, 원리, 분석 조건, 참고치, 시약의 특성, 주의사항 등을 파악한다.
2. 비단백질소화합물 검사, 종목 및 측정 방법, 원리, 분석 조건, 참고치, 시약의 특성, 주의사항 등을 파악한다.
3. 지질 검사 종목 및 측정 방법, 원리, 분석 조건, 참고치, 시약의 특성, 주의사항 등을 파악한다.
4. 효소 검사 종목 및 측정 방법, 원리, 분석조건, 참고치, 시약의 특성, 주의사항 등을 파악한다.
5. 탄수화물 검사 종목 및 측정 방법, 원리, 분석 조건, 참고치, 시약의 특성, 주의사항 등을 파악한다.
6. 기능 검사 종목 및 측정 방법, 원리, 종목 간의 관련성, 시약의 특성, 참고치, 주의사항 등을 파악한다.

세부 실습내용

각 검사의 방법의 원리 이해

실습평가

	실습평가항목	예	아니오
1	각 검사 종목의 측정 방법, 참고치, 주의사항 등을 숙지하였는가?		
2	효소법과 비효소법을 구분할 수 있는가?		
3	탈수소효소계, 산화효소계를 이용한 검출반응법을 구분할 수 있는가?		
4	종점 측정법과 초속도 측정법을 이해하고 있는가?		

실습결과 보고서

실 습 년 월 일	반(조)	학 번	이 름	실습담당

실습제목 :

학생실습 WORK SHEET

응급검사실　　　　　　　　　년　　　월　　　일 (　　)요일

실습내용

1. 전해질 검사: Na, K, Cl, Ca, P
2. 혈액가스 검사: PCO_2, PO_2, pH, HCO_3^-
3. 삼투압 검사: 혈청, 소변
4. 기타 응급화학 검사

실습목표

1. 전해질 검사 종목 및 측정 방법, 원리, 분석 조건, 참고치, 주의사항 등을 파악한다.
2. 혈액가스 검사 종목 및 측정 방법, 원리, 분석 조건, 참고치, 주의사항 등을 파악한다.
3. 삼투압 검사의 측정 방법, 원리, 분석 조건, 참고치, 주의사항 등을 파악한다.
4. 기타 응급화학 검사 종목 및 측정 방법, 원리, 분석 조건, 참고치, 주의사항 등을 파악한다.

세부 실습내용

각 검사의 방법과 이해

1. 전해질 분석장비 AVL9181 & NOVA8+

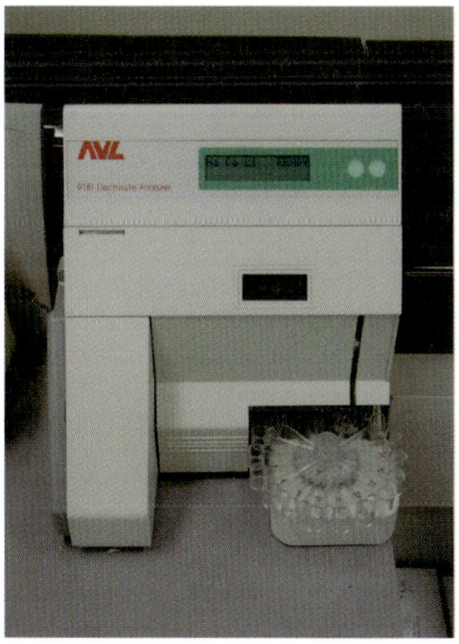

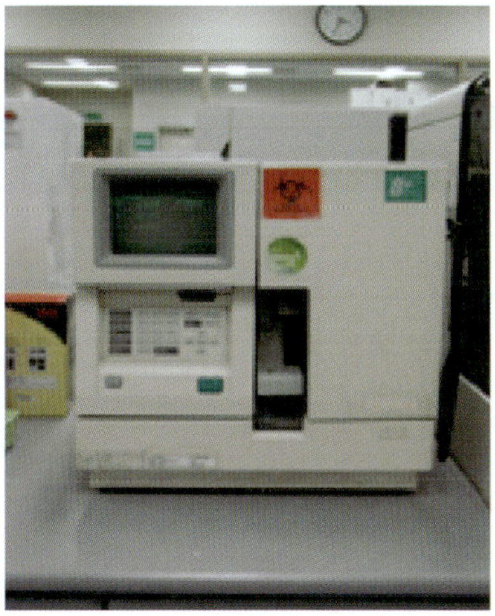

Menus	Tests
Nova 1:	Na^{+}, K^{+}, Hct
Nova 4:	Na^{+}, K^{+}, Cl^{-}, Li^{+}, TCO_2
Nova 5:	Na^{+}, K^{+}, Cl^{-}, Hct
Nova 8:	Na^{+}, K^{+}, Ca^{++}, Mg^{++}, Hct, pH
Nova 10:	Na^{+}, K^{+}, Cl^{-}, TCa, Li^{+}
Nova 11:	Na^{+}, K^{+}, Li^{+}, Htc
Nova 12:	Na^{+}, K^{+}, TCO_2, Glu, BUN(Urea)
Nova 13:	Na^{+}, K^{+}, Cl^{-}, Li^{+}, Hct
Nova 14:	Na^{+}, K^{+}, Cl^{-}, Glu, BUN(Urea), Hct
Nova 16:	Na^{+}, K^{+}, Cl^{-}, TCO_2, Glu, BUN(Urea), Creat, Hct

2. Roche Modular ISE-900 전해질분석기의 내부 구조

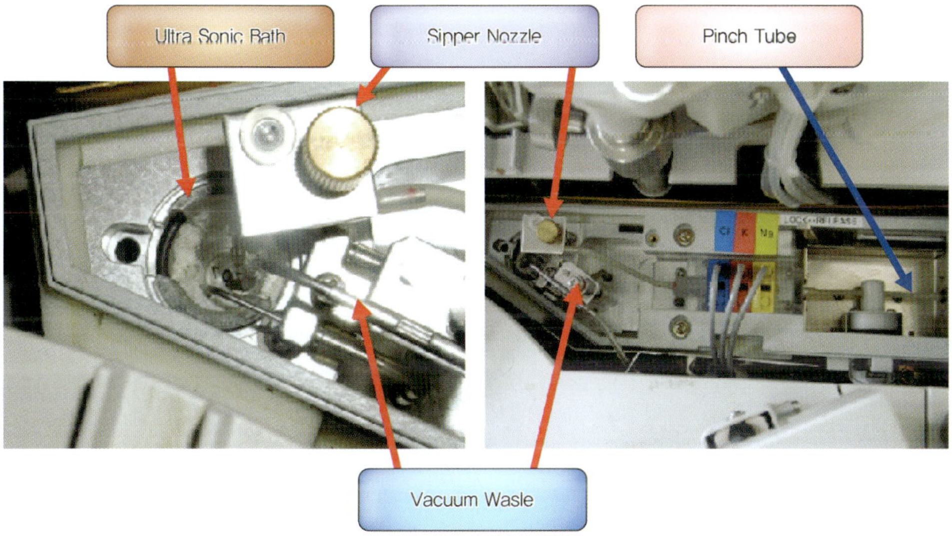

3. Physical principles of freezing point Osmometry

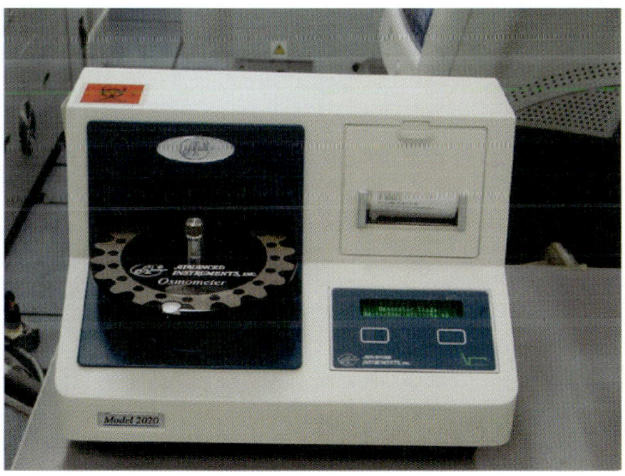

실습평가

	실습평가항목	예	아니오
1	전극의 종류 및 측정원리를 알고 있는가?		
2	혈장에서 전해질의 종류와 농도를 알고 있는가?		
3	체내 산염기평형을 이해하고 구분할 수 있는가?		
4	동맥혈가스분석검사의 주의사항 및 결과에 영향을 미치는 요인을 알고 있는가?		
5	삼투압 측정의 목적을 알고 있는가?		

실습결과 보고서

실 습 년 월 일	반(조)	학 번	이 름	실습담당

실습제목 :

학생실습 WORK SHEET

특수화학 검사실　　　　　　　　년　　　월　　　일 (　　)요일

실습내용

1. 전기영동 검사
2. 면역화학 검사
3. 약물검사
4. 중금속 검사
5. 표지자 검사
6. 호르몬 검사
7. 대사이상 및 유전학적 검사

실습목표

1. 전기영동 검사종목 및 측정방법, 원리, 지지체의 종류 및 특성, 시약의 특성, 분획상, 참고치, 주의사항 등을 파악한다.
2. 단백면역화학 검사 종목(immunoglobulin, complement, haptoglobin, transferrin 등) 및 측정방법, 원리, 분석조건, 참고치, 시약의 특성, 주의사항 등을 파악한다.
3. 약물 검사(TDM) 종목 및 측정 방법, 원리, 분석조건, 참고치, 시약의 특성, 주의사항 등을 파악한다.
4. 중금속 검사 종목 및 측정 방법, 원리, 분석조건, 참고치, 시약의 특성, 주의사항 등을 파악한다.
5. 표지자 검사의 검사 종목 및 측정 방법, 원리, 분석조건, 참고치, 시약의 특성, 주의사항 등을 파악한다.
6. 호르몬 검사 검사종목 및 측정 방법, 원리, 분석조건, 참고치, 시약의 특성, 주의사항 등을 파악한다.
7. 대사 이상 및 유전학적 검사 종목의 종류 및 분자생물학적 방법을 이용한 검사종목 및 측정 방법, 원리, 참고치, 시약의 특성, 주의사항 등을 파악한다.

세부 실습내용

각 검사의 방법과 이해

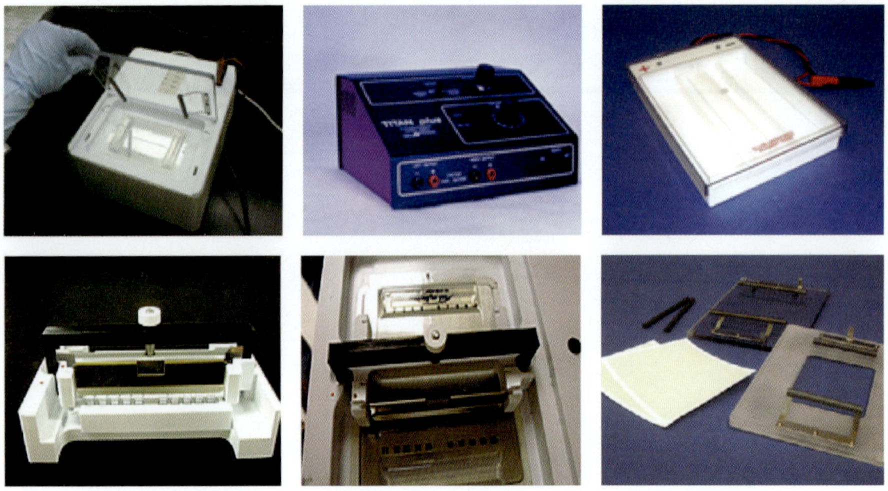

1. 지자체를 이용한 전기영동 부속 장치(Helena 제품)

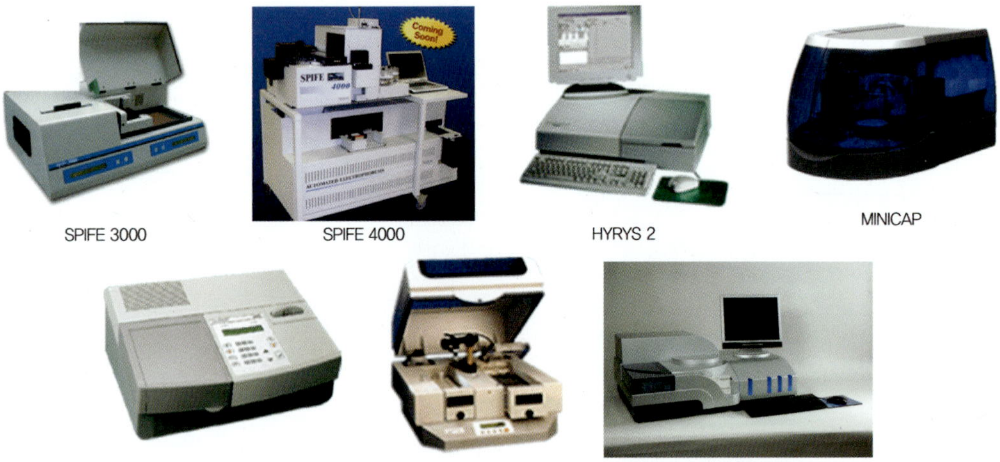

2. 전기영동분석기의 종류(Helena & Sebia) 과정

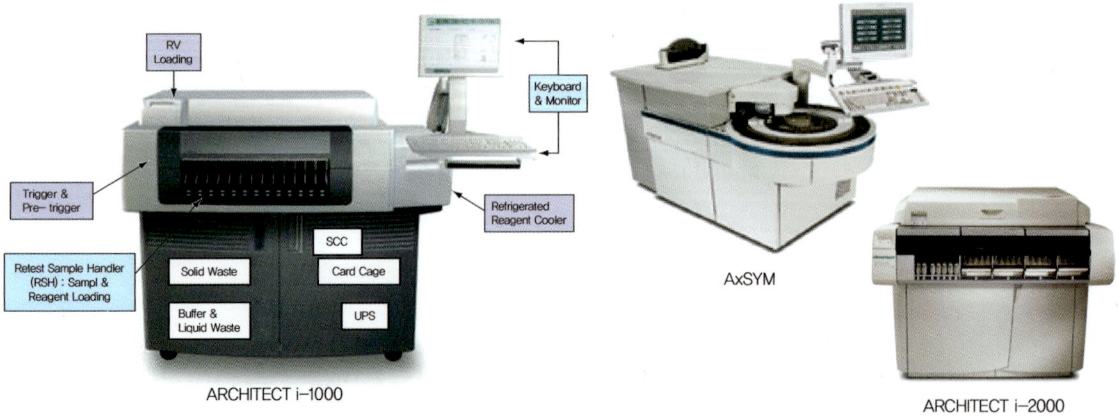

3. ABBOTT 제품의 대표적인 자동면역분석기

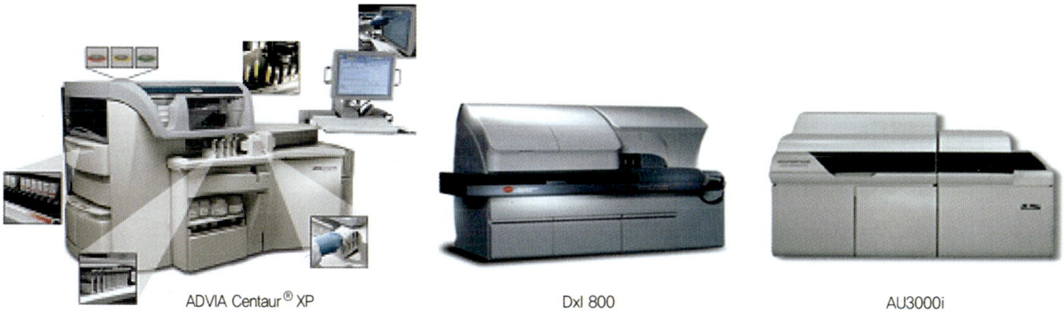

4. Simens & Beckman 제품의 자동면역분석기

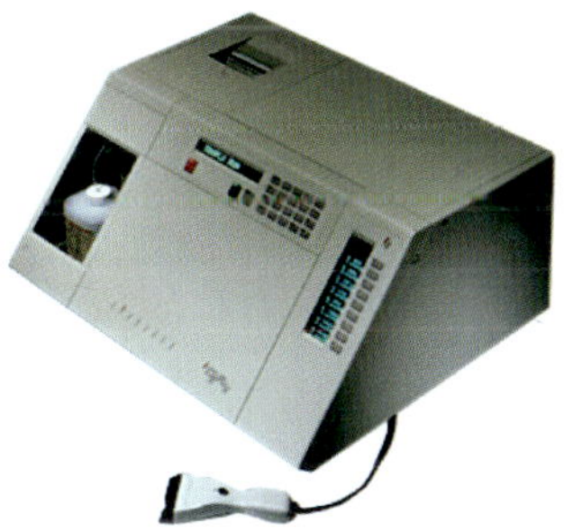

5. 약물검사 전용분석기(TDx-FLx)

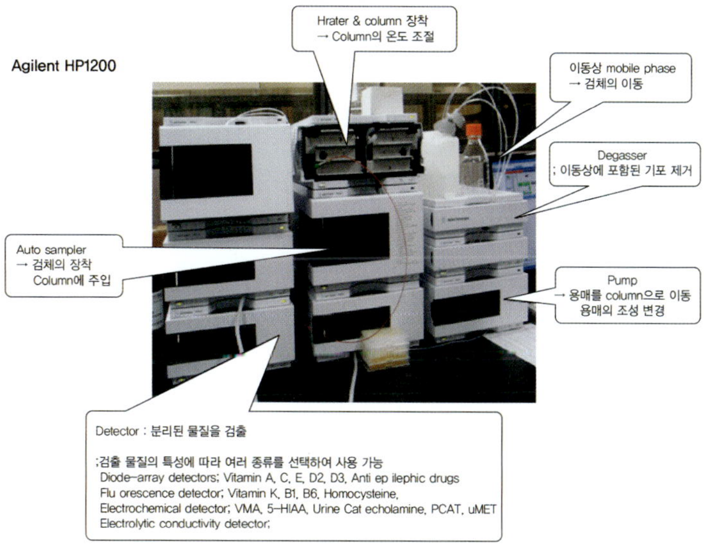

6. HPLC 분석장비(Agilent HP)의 구조도

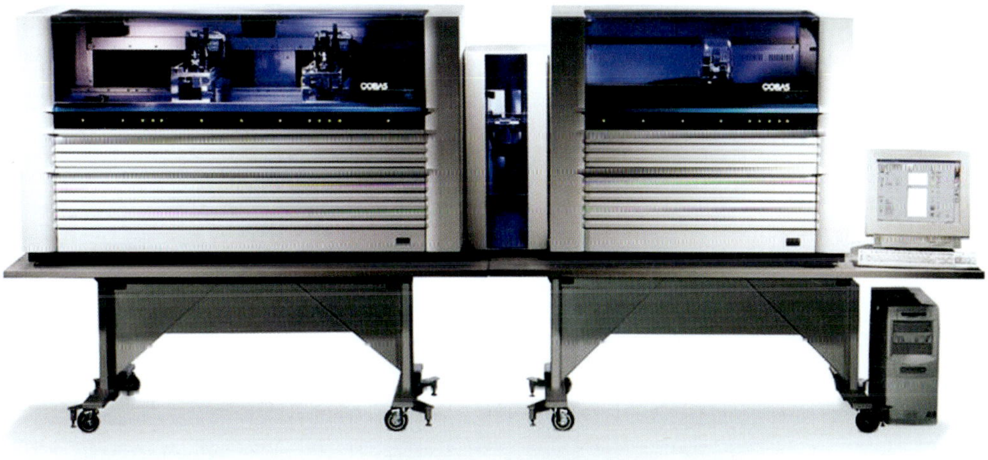

7. Real time PCR machine

실습평가

	실습평가항목	예	아니오
1	각각의 전기영동상에 대하여 설명할 수 있는가?		
2	면역화학 검사 종목 및 측정 방법, 원리, 참고치, 주의사항 등을 알고 있는가?		
3	약물 검사(TDM) 종목 및 측정 방법, 원리, 참고치, 주의사항 등을 알고 있는가?		
4	중금속 검사 종목 및 측정 방법, 원리, 참고치, 주의사항 등을 알고 있는가?		
5	표지자 검사의 검사 종목 및 측정 방법, 원리, 참고치, 주의사항 등을 알고 있는가?		
6	호르몬 검사 검사 종목 및 측정 방법, 원리, 참고치, 주의사항 등을 알고 있는가?		
7	시행하고 있는 대사이상 및 유전학적 검사 종목의 종류를 알고 있는가?		
8	분자생물학적 방법을 이용한 검사 종목의 종류 및 원리를 알고 있는가?		

실습결과 보고서

실 습 년 월 일	반(조)	학 번	이 름	실습담당

실습제목 :

02

체액 및 요검사학
Urinalysis & Body Fluids

임상에서 요의 물리적 및 화학적 검사와 요침사의 현미경적 검사는 임상병리검사 분야에서 가장 기본적인 검사로 특수한 장비 없이도 시행할 수 있고, 환자에서 고통을 주지 않으며 단시간 내 결과를 얻을 수 있는 특성으로 각종 질환의 조기 진단에 유용하게 이용되므로 요검사학은 임상병리학에서 기초학문으로 필수과목이다.

제액 및 요검사학의 임상분야

1. 소변 검사
2. 체액 검사

체액 및 요검사학 임상실습 교육일정

항목	실습내용	교육담당자
1	1. 소변 검사 및 체액 검사 1) 소변 및 체액검사 2) 검체 처리 과정 및 관리 3) 분석기기 원리와 사용법	

학생실습 WORK SHEET

요 검사 및 체액 검사실　　　　　　년　　　월　　　일 (　　)요일

실습내용

1. 소변 및 체액 검사
2. 검체 처리 과정 및 관리
3. 분석기기 원리와 사용법

실습목표

1. 소변 검사 개요 및 업무 흐름을 파악한다.
2. 검체 채취 및 처리과정을 실습한다.
3. 소변의 물리적 검사에 대하여 실습한다.
    - 요량
    - 냄새
    - 색깔 및 혼탁도
    - 비중
4. 소변의 화학적 검사에 대하여 원리, 검사 방법, 주의사항을 이해하고 실습한다.
    - 소변의 정상 성분 및 기준 범위

[요시험지(urine reagent strip)]
- pH
- 단백질
- 포도당
- 케톤체
- 혈액
- 빌리루빈
- 우로빌리노젠
- 아질산염
- 백혈구
- 비중

5. 요침사의 현미경적 검사에 관하여 아래의 내용을 실습한다.
    - 요침사 표본 제작 방법
    - 요침사의 현미경적 특징
    - 요침사의 결과 보고 방법
    - 요침사 염색 방법의 특성 및 염색상
6. 요검사의 정도관리를 이해하고 정리한다.
7. 시행하고 있는 체액 검사 종목 및 검사 방법의 특징을 파악, 정리한다.

세부 실습내용

각 검사의 방법과 이해

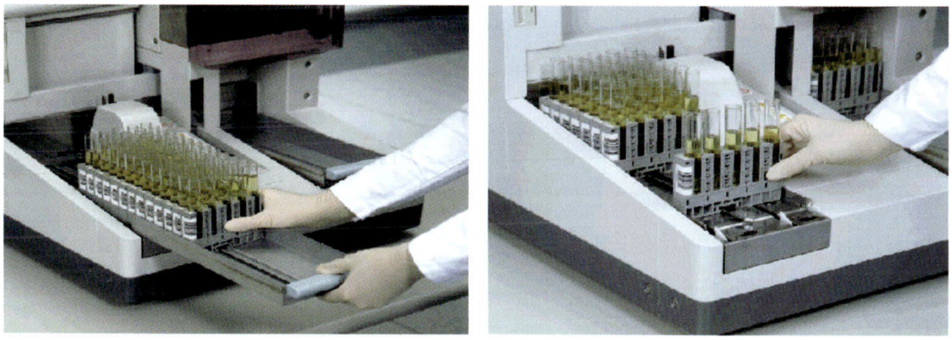

1. 검체를 장착하는 모습

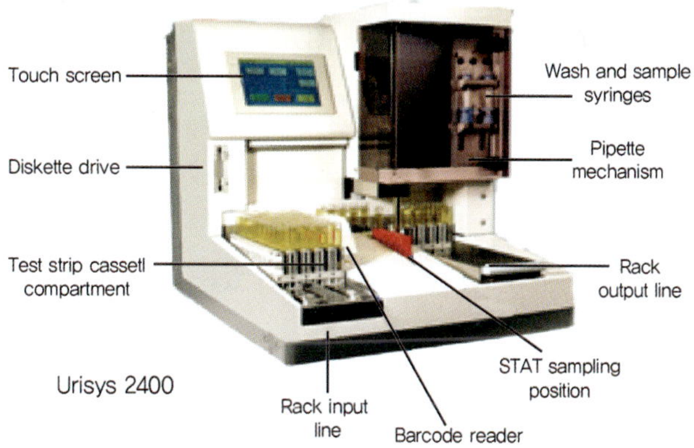

Urisys 2400

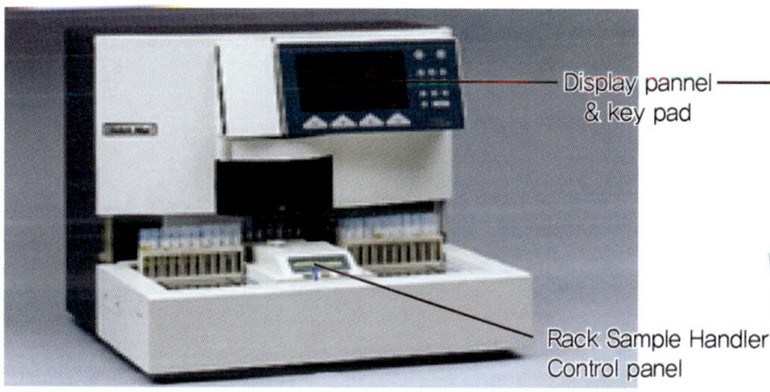

ClinitekAtlas

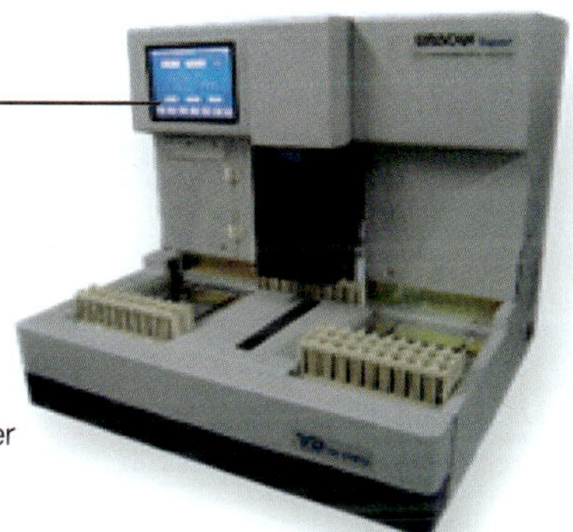

Uriscan-Surer

2. 요 자동분석기(Rack type)

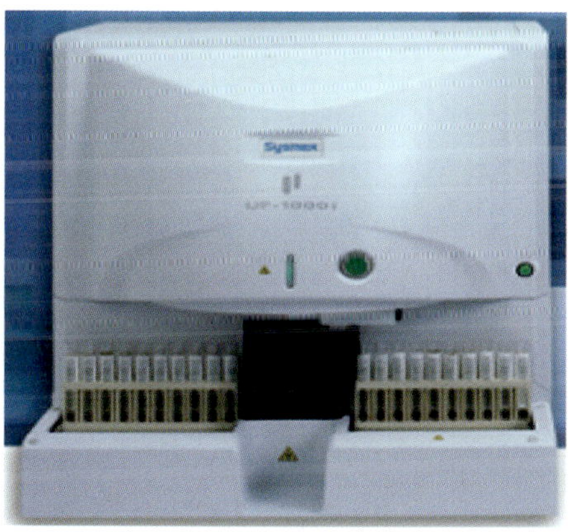

UF-1000i

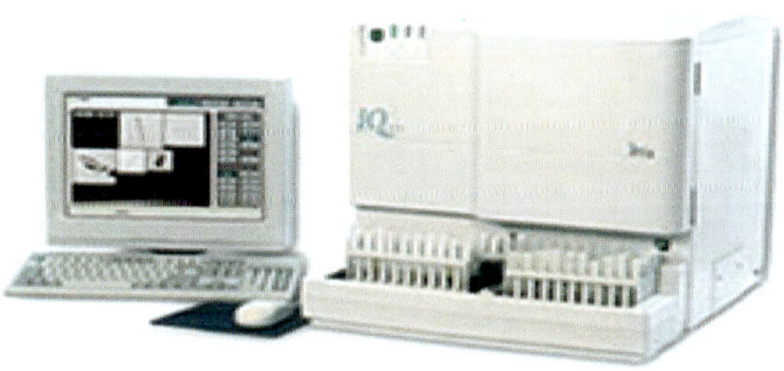

IQ-200 Sprint

3. 요 침사 자동분석기

실습평가

	실습평가항목	예	아니오
1	검체 채취 및 처리 과정에 대하여 이해하고 주의사항을 숙지하였는가?		
2	소변의 물리적 성상에 대한 검사를 시행하고 숙지하였는가?		
3	소변의 화학적 검사를 시행하고 숙지하였는가?		
4	요침사의 현미경적 검사(경검)을 시행하고 요침사의 형태 및 특성을 숙지하였는가?		
5	요침사의 염색 방법을 이해하고 염색상을 숙지하였는가?		
6	소변 검사의 정도관리에 대하여 이해하고 숙지하였는가?		
7	시행하고 있는 체액 검사의 종류를 파악하고 검사 방법을 숙지하였는가?		

실습결과 보고서

실 습 년 월 일	반(조)	학 번	이 름	실습담당

실습제목 :

03

핵의학검사학
Nuclear Medicine Laboratory

핵의학은 방사성동위원소를 이용하여 환자의 진단, 치료와 연구하는 학문이다. 진단, 치료, 연구를 뒷받침하는 것이 핵의학에 대한 검사기술이다.

핵의학 검사학의 임상분야

1. 핵의학 검사

핵의학검사 임상실습 교육일정

항목	실습내용	교육담당자
1	1. 핵의학 검사 1) 핵의학 검사의 개요 2) 방사성동위원소의 이해 3) 방사선 안전관리 4) 방사선 계측기의 원리와 사용법 5) 검체의 채취 및 관리 6) 간염, 종양, 빈혈 및 알러지 검사 7) 호르몬, 약제 및 대사 이상 검사 8) 특수 검사 9) 핵의학 정도관리 10) 사이크로트론의 작동법과 방사성의약품의 합성	

학생실습 WORK SHEET

핵의학 검사실 년 월 일 ( )요일

실습내용

1. 핵의학 검사의 개요
2. 방사성동위원소의 이해
3. 방사선 안전관리
4. 방사선 계측기의 원리와 사용법
5. 검체의 채취 및 관리
6. 간염, 종양, 빈혈 및 알러지 검사
7. 호르몬, 약제 및 대사 이상 검사
8. 특수 검사
9. 핵의학 정도관리
10. 사이크로트론의 작동법과 방사성의약품의 합성

실습목표

1. 순환혈장, 혈구, 혈액량 측정원리와 측정방법을 이해한다.
2. 철 대사에 관한 혈청 철 소실율, 적혈구 철 이용률의 측정원리 및 방법을 이해한다.
3. 적혈구 수명에 사용되는 방사성 의약품을 알아내고 측정원리를 설명한다.
4. Vitamin B_{12} 흡수시험에 관한 Schilling test를 약술한다.
5. T_3 섭취율과 혈중 티록신(thyroxine, T_4) 측정법의 검사목적 및 원리를 이해하고 설명할 수 있도록 한다.
6. 혈청 불포화 철결합능 측정의 검사목적 및 원리를 이해하고 약술할 수 있도록 한다.
7. RIA의 특성들과 검사 목적에 대해 알아본다.
8. B(항원, 항체 결합체)와 F(유리항원)의 분리방법을 열거하고 각각의 원리와 표준곡선을 설명할 수 있도록 한다.
9. 경합적 단백결합 측정법의 개념을 정리한다.

세부 실습내용

각 검사의 방법과 이해

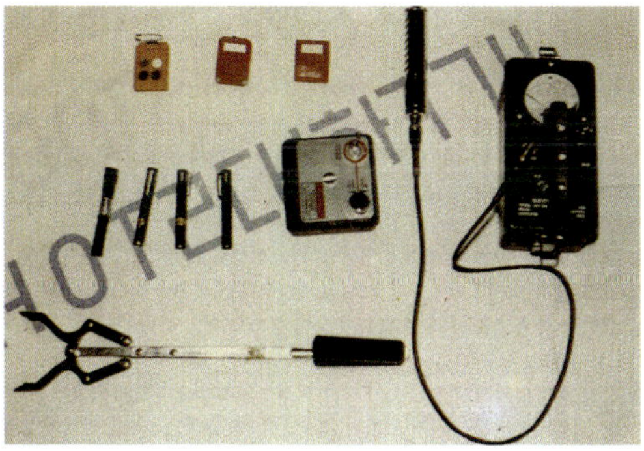

1. 각종 방사능 측정기

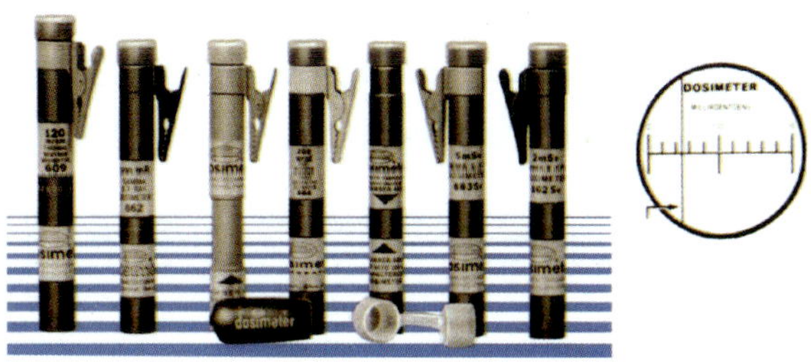

2. 포켓선량계

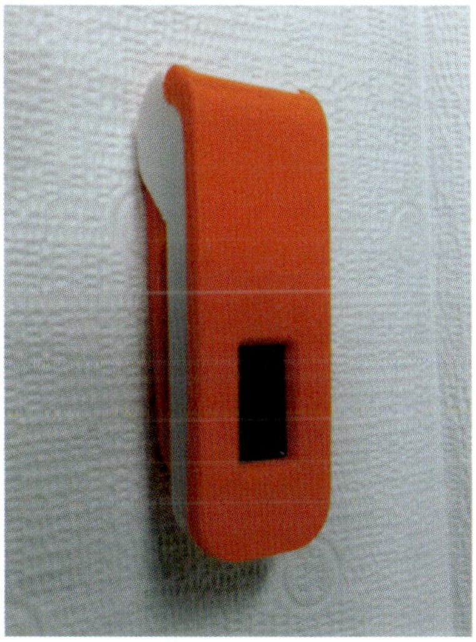

3. 필름뱃지

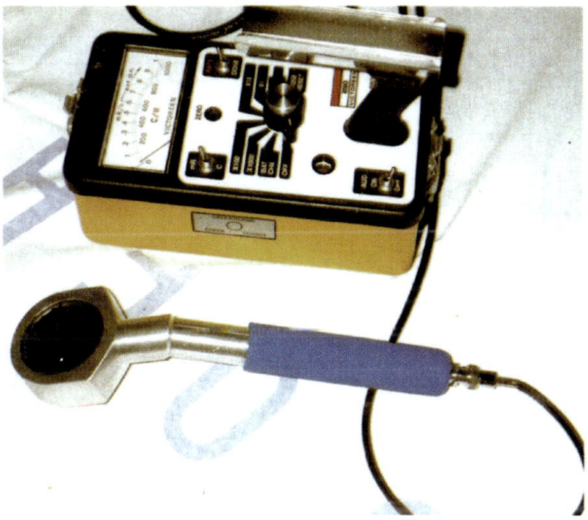

4. 방사능 측량계

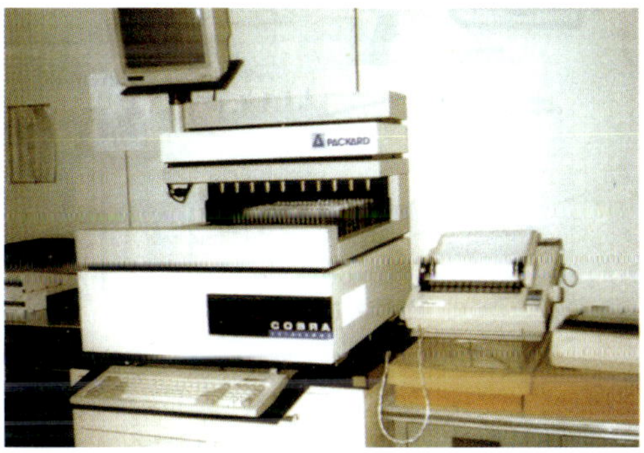

5. 감마선 계측기

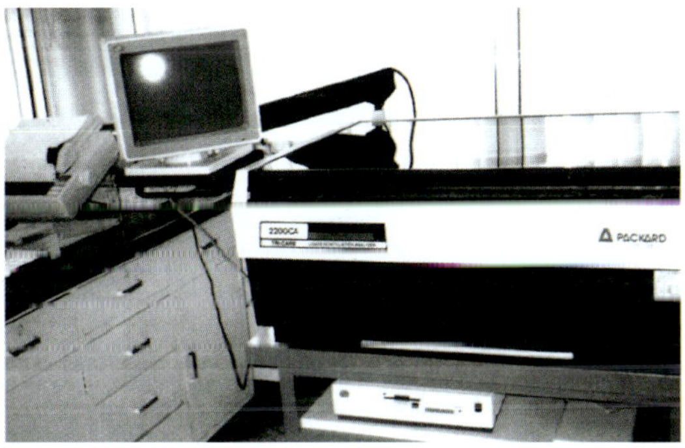

6. 액체섬광계측기(베타선계측기)

실습평가

	실습평가항목	예	아니오
1	순환혈장, 혈구, 혈액량 측정원리와 측정 방법을 설명할 수 있는가?		
2	철대사에 관한 혈청철 소실율, 적혈구 철 이용률의 측정원리 및 방법을 이해하였는가?		
3	적혈구 수명에 사용되는 방사성 의약품을 알아내고 측정원리를 설명할 수 있는가?		
4	Vitamin B_{12} 흡수시험에 관한 Schilling test를 설명할 수 있는가?		
5	T_3 섭취율과 혈중 tyroxine(T_4) 측정법의 검사목적 및 원리를 이해하고 설명할 수 있는가?		
6	혈청 불포화 철결합능 측정의 검사목적 및 원리를 이해하고 설명할 수 있는가?		
7	RIA의 특성들과 검사목적에 대해 이해하였는가?		
8	B(항원, 항체 결합체)와 F(유리항원)의 분리방법을 열거하고 각각의 원리와 표준곡선을 설명할 수 있는가?		
9	경합적 단백결합 측정법의 개념을 이해하였는가?		

실습결과 보고서

실 습 년 월 일	반(조)	학 번	이 름	실습담당

실습제목 :

실습결과 보고서

실 습 년 월 일	반(조)	학 번	이 름	실습담당
실습제목 :				

part 3

임상미생물
Clinical Microbiology

1. 임상 세균학
2. 임상 진균학
3. 진단바이러스학
4. 기생충학
5. 면역혈청학

실습기간 현황

과　　목	실 습 기 간	실습담당
임 상 세 균 학	년　　월　　일 －　　년　　월　　일	
임 상 진 균 학	년　　월　　일 －　　년　　월　　일	
진단바이러스학	년　　월　　일 －　　년　　월　　일	
진단면역혈청학	년　　월　　일 －　　년　　월　　일	
기 생 충 학	년　　월　　일 －　　년　　월　　일	

01

임상 세균학
Clinical Bacteriology

임상적 사실을 중심으로 세균학에 기초를 두고 감염증의 원인추구에서 치료에 걸친 종합적 학문체계를 말한다. 환자에게서 채취한 임상재료에 대해서 세균검사를 실시해서 얻어진 결과에 기초 세균학의 지식을 가해서 그 감염증의 치료에 적절한 정보를 제공하는 것을 목적으로 하고 있다.

다양한 임상 검체(혈액, 소변, 체액, 객담, 대변…)에서 유래되는 각종 병원성 세균을 분리하여 균명을 동정하고 항생제 내성 검사를 수행하여 임상에 보고함으로써 환자의 감염원을 규명하고 적절히 치료할 수 있도록 신속, 정확한 미생물 검사를 수행한다. 미생물 동정 검사를 자동화 장비(Microscan, Bactec9240, Vitek…)와 각종 수기 검사를 통하여 수행하고 병원성 미생물 감시검사(ex. MRSA, VRE, CRE, ESBL…)를 동반 검사함으로써 병원 미생물의 감염 예방을 위해 업무를 수행한다

임상세균학 임상실습 교육일정

항목	실습 내용	교육담당자
1	1. 미생물 검사실 업무개요 2. 검체의 접종 3. 각종 검체의 처리 및 세균의 분리 동정 (호흡기계, 각종 체액, 소화기계, 비뇨기계 검체 등) 4. 장비 정도관리, 각 검사 정도관리법	
2	1. 그람 양성알균(구균) 동정에 필요한 검사법 2. 그람 음성막대균(간균) 동정에 필요한 검사법 3. 혈액배양검사 4. 자동 동정기기의 사용법 5. 항생제 감수성검사	
3	1. 무산소성 검사 2. AFB 검사 및 결핵균 분리 배양법	

학생실습 WORK SHEET

임상미생물 검사실 년 월 일 ( )요일

실습내용
1. 미생물 검사실 업무 개요 2. 검체의 접종

실습목표
1. 미생물 검사실 검사 흐름을 이해하고 숙지한다. 2. 검체 채취, 수송, 보존, 처리 과정을 알아야 한다. 3. 검체 종류별 배지 선택의 기준과 접종 방법을 알아야 한다. 4. 세균 배양법을 알아야 한다. 5. 소독과 멸균법을 알아야 한다. 6. 배지 종류와 제조 방법을 알아야 한다. 7. 장비 정도관리, 각 검사 정도관리법을 학습한다.

세부 실습내용

1. 검체별 배지의 선택과 배양 조건

* 검체별 선택 배지 및 배양방법, 주의점을 실습병원에서 시행하는 대로 기록한다.

2. 검체 접종 시 주의사항

(1) 검체는 접수 즉시 처리한다.

(2) 모든 검체는 그람염색을 위한 도말을 같이 시행한다.

(3) 접종이 끝나면 그람염색 장부에 검체 번호와 검체명을 기록한다.

(4) 즉시 처리할 수 없는 검체는 냉장고에 보관한다(CSF는 실온보관).

(5) 접종할 배지는 완전히 말린 것을 사용한다.

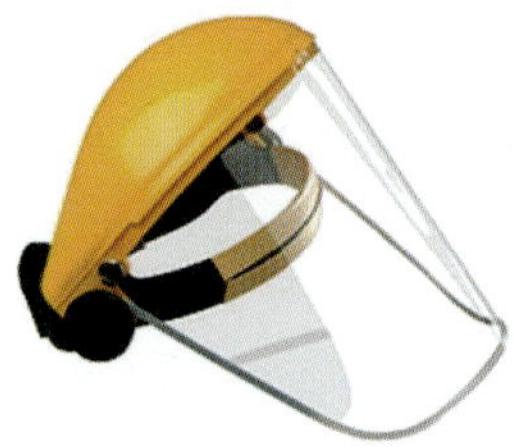

안면보호구(faceshield)

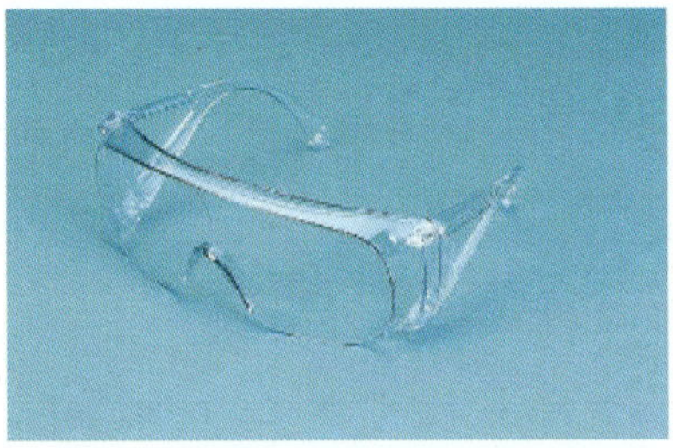

보호안경(goggle)

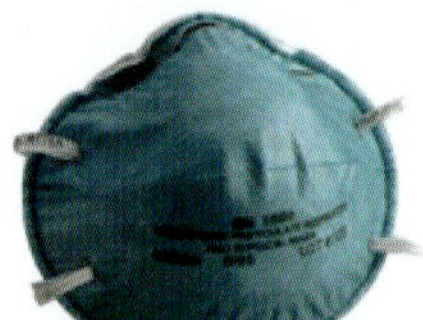

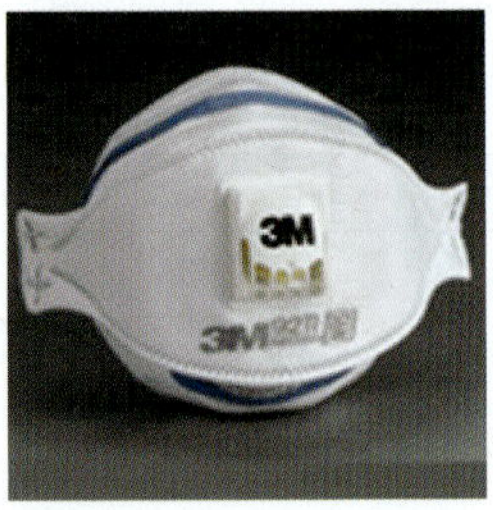

N95 마스크

안면보호구(faceshield)

3. 검체의 접종 방법

구분	검체	분리 배지	배양조건	유의사항
비뇨생식기	Urine (voided, catheterized, suprapubic)	BAP, Mac	산소성 또는 5% CO_2	1 μ L calibrated loop로 격자 접종한다. 소아 소변은 10μ L loop로 격자 접종한다.
	Genital tract discharge (male, female)	BAP, Mac, CHOC (TM)	산소성 또는 5% CO_2	면봉 또는 카테터의 모든 면을 배지에 고루 도포 후 접종한다.
소화기	Stool, Rectal swab	BAP, Mac, Brucella, SS, SF, XLD	산소성 및 무산소성	5~10월은 TCBS 추가, Brucella는 무산소성 배양에 사용, SF broth는 다음날 XLD(SS, HE) agar에 접종한다. *Campylobacter*가 의뢰된 경우는 Campy배지를 사용하여 42℃와 37℃에서 CO_2 배양한다. *Clostridium difficile*이 의심된 경우는 선택 배지를 사용하여 무산소성 배양하여 다음 날 ChromID CDIF에 접종한다.
	Rectal VRE	BEA	산소성 또는 5% CO_2	VRE screen 검사는 BEA에 접종하여 다음날 ChromID VRE에 접종.
호흡기	Sputum, Endotracheal aspirate	BAP, Mac	산소성 및 5% CO_2	*Haemophillus influenzae* 검출을 고려하여 검체를 접종한 BAP에 *Staphylococcus aureus*를 streaking하여 배양한다. 진균이 의심되는 경우는 SDA에도 접종한다.
	Throat, oral swab	BAP, Mac	산소성 및 5% CO_2	배지의 일부분에 stab culture를 실시하여 *Streptococcus pyogenes*의 streptolysin O 보유 여부를 확인한다. 면역부전환자에서 진균이 의심되는 경우는 SDA에도 접종한다.
	Nasal, Nasopharynx swab	BAP, Mac	산소성 및 5% CO_2	*Staphyloccus aureus*가 의심되는 경우는 MRSA, VISA, VRSA 검출에 유의하며, 특히 검출빈도가 높은 MRSA를 검사하기 위하여 cefoxitin을 사용한다.
	Bronchial wash, BAL fluid, Endotransracheal, Broncheal, Lung aspirate	BAP, Mac, 필요에 따라 CHOC, Brucella (무산소성 배양)	산소성 및 무산소성	무균적으로 채취하였으므로 정상균무리에 의한 오염이 적은 검체로 간주한다는 점에 유의한다. 정량검사의 경우 무산소성 배양으로 Brucella 배지를 추가하며, 배지 당 검체 100μ L를 접종한다. 진균이 의심되는 경우는 SDA에도 접종한다
체액 및 기타	Bile, Pus (open or closed), Fluid (pleural, peritoneal, synovial)	BAP, Mac, Brucella, 필요에 따라 THIO	5% CO_2 및 무산소성	무산소성 배지는 접종 후 즉시 무산소성 상태로 보관, 배양한다. Closed pus, pleural, peritoneal fluid는 임상적으로 무산소배양이 필요하며, joint fluid도 THIO 배지에 접종해 둔다
	Blood	BAP, Mac, Brucella (자동화장비용 blood bottle 이용 가능)	산소성 및 무산소성	무균적으로 채취하였으므로 정상균무리에 의한 오염이 적은 검체로 간주한다는 점에 유의하며, 검출되는 모든 종의 미생물을 검사한다.
	CSF	BAP, Mac, CHOC, THIO	산소성 및 5% CO_2	무균적으로 채취하였으므로 정상균무리에 의한 오염이 적은 검체로 간주한다는 점에 유의하며, 검출되는 모든 종의 미생물을 검사한다. 검체량이 1mL 이상이면 3,000xg에서 15분 원심 후 접종한다. 반드시 pasteur pipet으로 접종한다. 그람염색 검경에서 진균이 의심되면 Indian ink 검사를 추가한다. 남은 검체는 5일간 실온 보관한다
	Ear, Eye discharge, Joint fluid,	BAP, Mac, CHOC	5% CO_2	면봉의 모든 면을 배지에 고루 도포 후 접종한다. 안과 검체는 THIO 배지에도 접종한다.
	Others	BAP, Mac, Brucella, THIO	5% CO_2, 및 무산소성	무산소성 배지는 접종 후 즉시 무산소성 상태로 보관, 배양한다.

약어: BAL, bronchoalveolar lavage; BAP, blood agar plate; BEA, bile-esculin azide; Campy, Campylobacter selective blood agar; CHOC, chocolate agar; CSF, cerebrospinal fluid; HE, Hektoen enteric agar; Mac, MacConkey agar; SDA, sabouraud dextrose agar; SMAC, sorbitol MacConkey agar; SF, Selenite-F broth; SS, Salmonella-Shigella agar; THIO, thioglycollate broth; TM, Thayer Martin agar; XLD, xylose-lysine-deoxycholate agar.

4. 장비 및 기구, 배지의 멸균법·소독법과 검사 후 처리방법

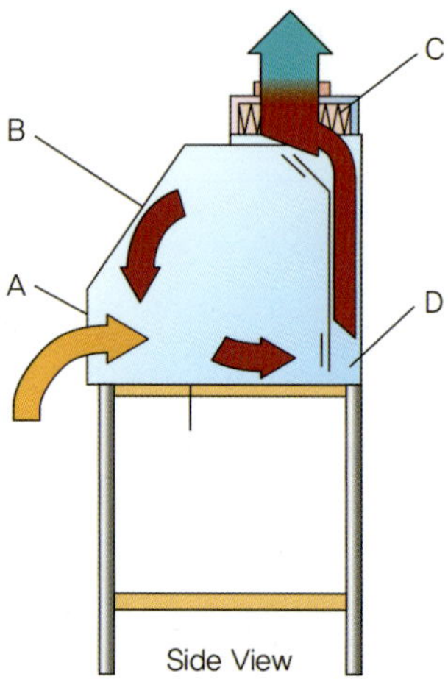

BSC class I

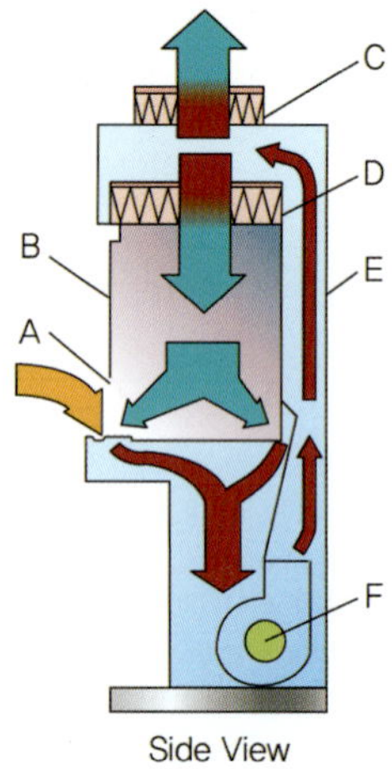

BSC class II

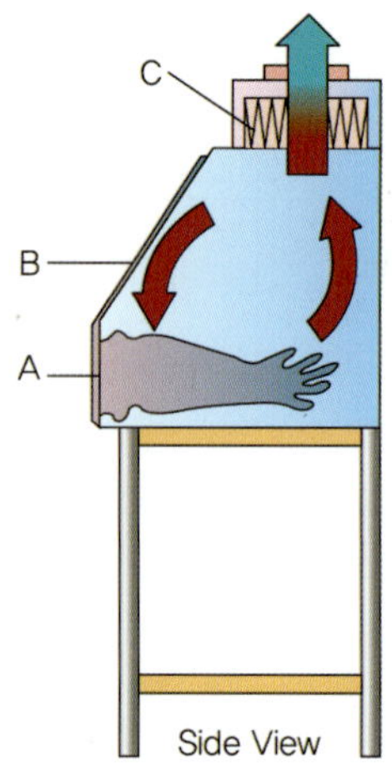

BSC class III

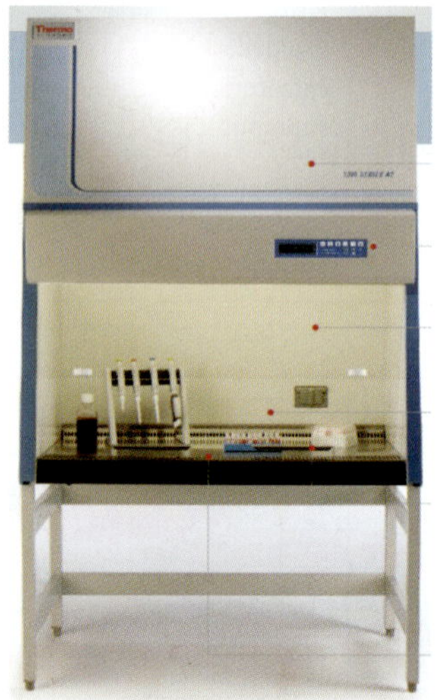

A: 작업 구
B: 유리창
C: 배기용 HEFA 필터
D: 급기용 HEFA 필터
E: 공기 새 순환 통로
F: 공기 순환 펌프
검사실 공기
오염된 공기
HEFA 필터로 정화된 공기

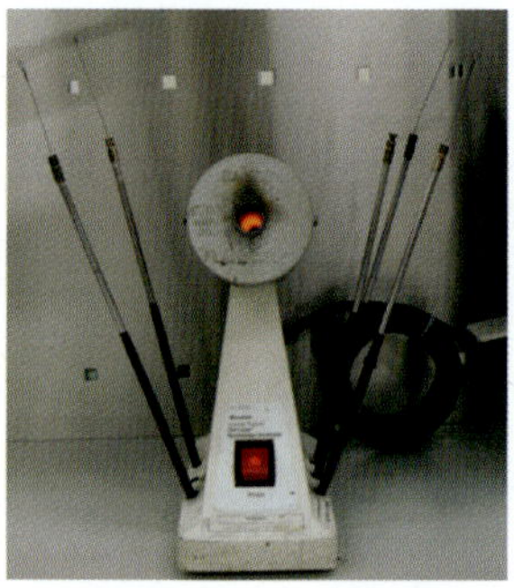

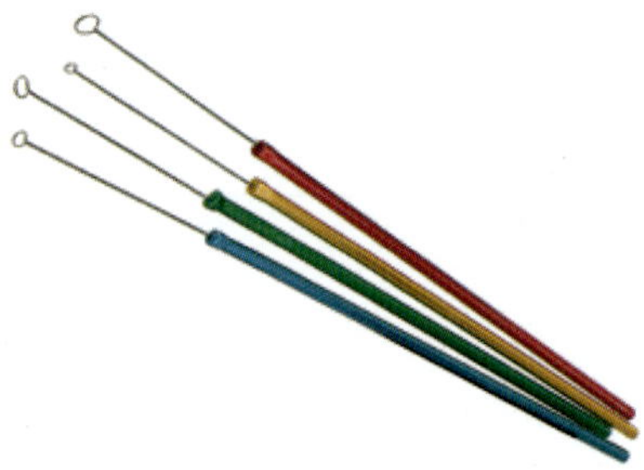

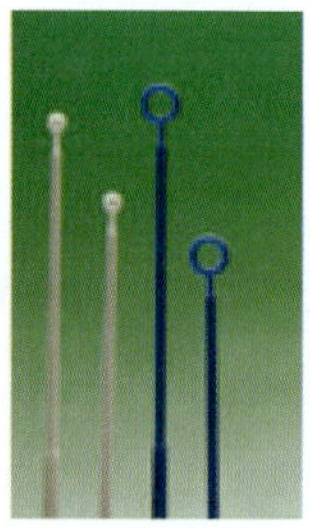

Inoculation loop(백금이)

5. 장비 및 기구의 일반적인 정도관리 방법은?

실습결과 보고서

실 습 년 월 일	반(조)	학 번	이 름	실습담당

실습제목 :

학생실습 WORK SHEET

임상미생물 검사실 년 월 일 ( )요일

실습내용
1. 각종 검체의 처리 과정 및 세균의 분리 동정

실습목표
1. 그람 염색에서 그람양성균과 그람음성균을 감별할 수 있어야 한다. 2. 호흡기 검체의 처리과정과 세균 분리·동정 및 결과 보고 과정을 이해할 수 있어야 한다. 3. 체액 검체의 처리과정과 세균 분리·동정 및 결과 보고 과정을 이해할 수 있어야 한다. 4. 소화기 검체의 처리과정과 세균 분리·동정 및 결과 보고 과정을 이해할 수 있어야 한다. 5. 비뇨·생식기 검체의 처리과정과 세균 분리·동정 및 결과 보고 과정을 이해할 수 있어야 한다. 6. 그람 양성알균(구균) 동정에 필요한 중요검사를 이해하고 그 흐름도(flow chart)를 숙지한다. 7. 그람 음성간균 동정에 필요한 중요검사를 이해하고 그 흐름도(flow chart)를 숙지한다.

Gram positive

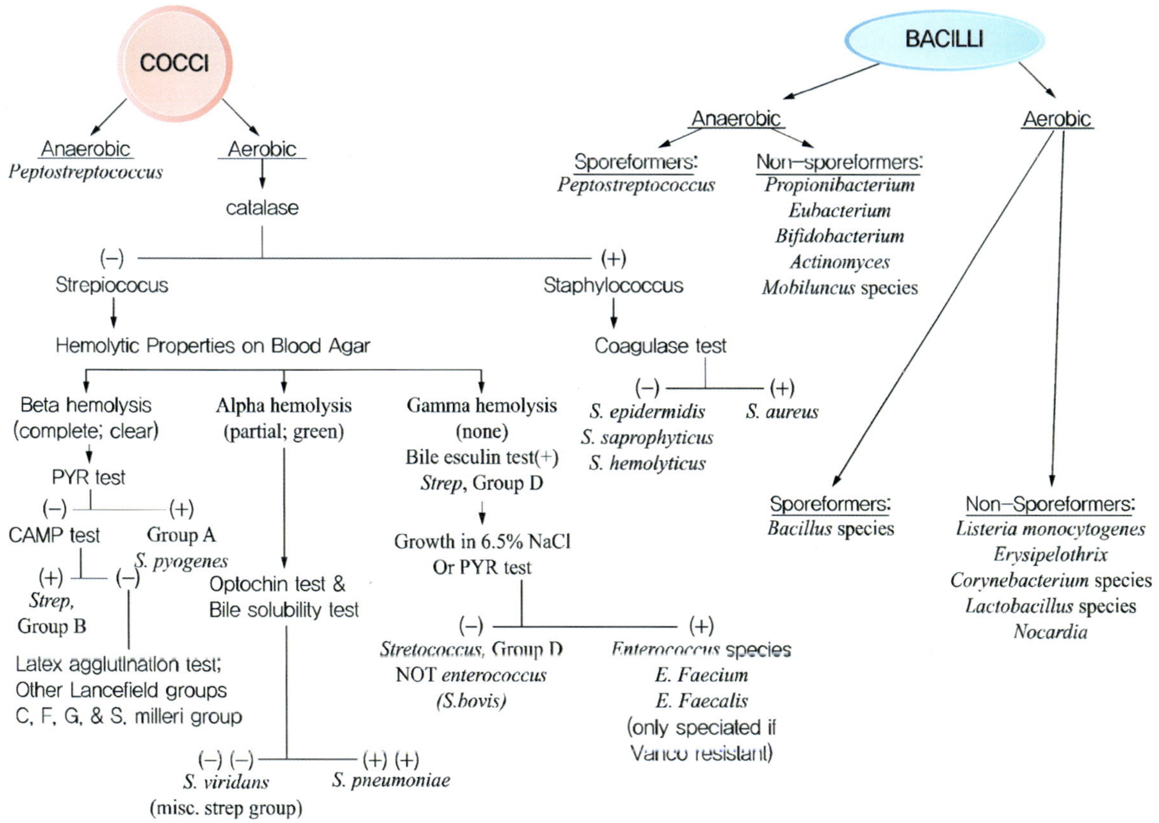

Gram Negative

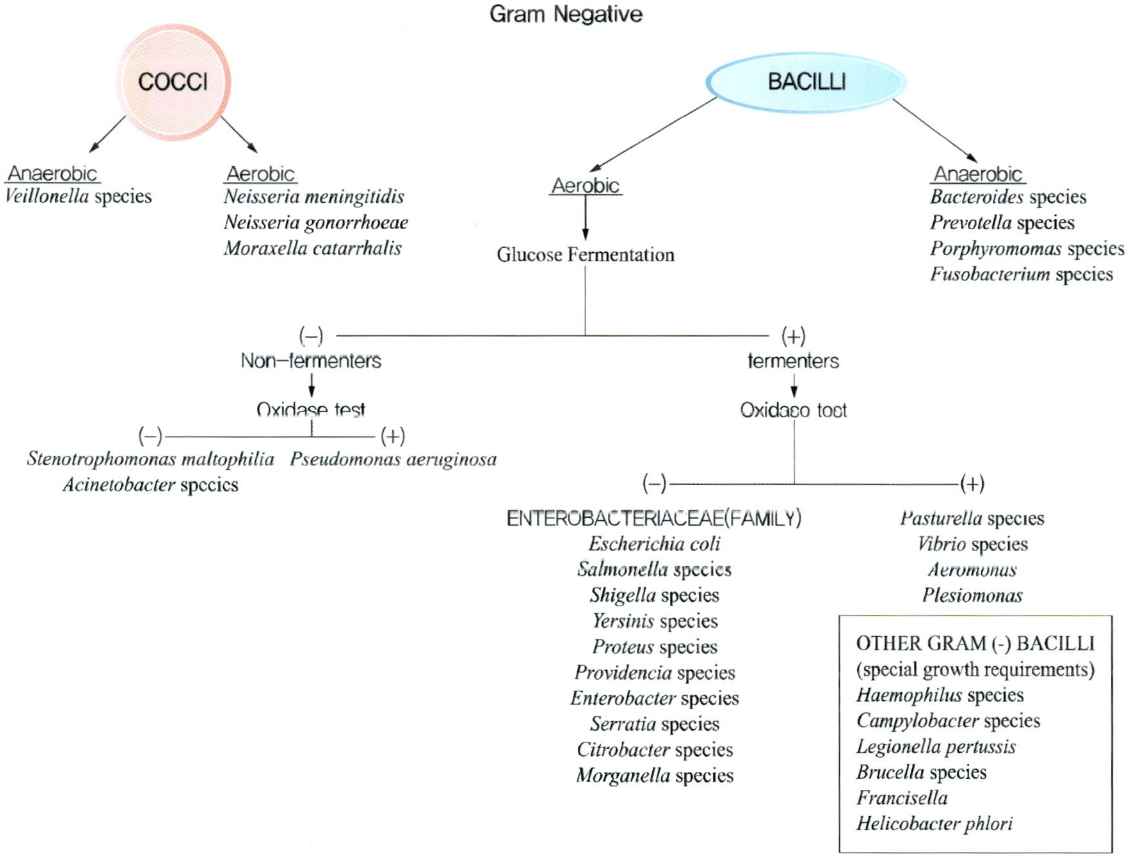

세부 실습내용

1. 그람염색의 원리와 순서

1) 원리

2) 순서

3) 그람염색에서 구별이 어려울 때 그람양성균과 음성균을 구별하는 방법

2. 호흡기 검체의 배양과 분리 동정

1) 목적 : 폐렴, 만성기관지염 등의 호흡기 질환에서 세균학적 진단을 위하여, 검체의 정상균무리(상재균, normal flora)와 병원성 균을 감별한다.

2) 검체

(1) 아침에 양치한 후 타액이 섞이지 않게 1~3 mL의 객담을 채취한다.

(2) 모은(pooled) 검체는 채취 중 변질되기 쉬우므로 부적당하다.

(3) 양이 너무 많아 20~30 mL되는 검체는 다시 받아오도록 병실에 연락한다.

3) 접종

(1) BAP, MacConkey agar에 접종한다.

(2) 객담은 원칙적으로 무산소성 배양을 하지 않으나, 경기관 흡인액이나 폐천자 검체만은 무산소성 배양도 한다. 혹은 그람염색 상에서 G(+) branched bacilli가 다수 보이면 무산소성 배양을 추가한다.

4) 집락 판독

(1) 모든 β-hemolytic colony, Haemophilius, *S. pneumoniae, M. catarrhalis*, G(−)bacilli 등을 분리하고 동정한다.

(2) Yeast는 urease test를 실시하여 *C. neoformans* 여부를 확인한 후 urease 음성이면 "urease negative yeast"로 보고한다.

(3) 모든 α-hemolysis, Streptococcus colony는 Optochin test를 실시한다.

(4) Gram negative rod이며 VBC에서 회백색의 맑은 집락, oxidase 음성이면: *H. influenzae* 의심하고, X, V인자를 확인하고, 동정한다.

(5) grayish, opaque, γ-hemolysis, oxidase(+), Gram negative, diplococci로 catalase(+), oxidase(+), DNase(+)이면 Moraxella catarrhalis를 의심

(6) 다음이 관찰되면 "Throat Normal Flora"로 보고한다.

- 10개 이하(rate or score),
- Viridans Streptococcus group,
- Corynebacterium sp.,
- Neisseria sp.,
- Coagulase (−) Staphylococcus

3. 체액검체의 배양과 분리 동정

1) 배양 목적

2) 체액검체의 종류와 각 체액의 분리 목적 균

3) 체액의 수송과 보관

4) 배양

5) 결과보고

6) 정도관리

4. 소화기 검체의 배양과 세균의 분리 동정

1) 목적: 설사 질환의 원인균을 정상균무리로부터 감별

2) 검체

(1) 설사 증상이 있을 때 검체를 채취하는 것을 원칙으로 한다.

(2) 변기의 세척수가 섞이지 않도록 한다.

3) 접종

(1) MacConkey agar, SS, XLD, SF, Brucella에 접종한다.

(2) 먼저 Mac, SS, XLD, SF에 접종하고,

(3) 80% ethanol 2 mL에 stool 0.2 g (200 μL) 정도를 넣고 거세게 혼합한 후 1시간 방치한다. (*C. difficile* 배양을 위한 선별)

(4) 상층액을 면봉에 적셔 Brucella blood agar에 접종하고 무산소성 배양한다.

(5) Campyolobacter 배양이 의뢰될 경우에는 검체를 BHI에 풀어 거세게 혼합하고 세워두이 자연 침전시킨다. Brucella 배지에 0.8 μm pore의 membrane filter를 올리고 전 처리한 상층액 100 μL를 filter에 두어 1시간 동안 배양한 다음 filter를 제거하고 campy pouch에 배양한다. 25℃, 42℃ 배양을 위해 각각 접종한다.

(6) Yersinia가 의뢰될 경우에는 CIN에 접종하고 실온에 배양한다.

(7) 해수면 온도가 15℃를 넘는 4월 말경부터 10월 말까지는 Vibrio배양을 위해 TCBS를 추가한다.

(8) 집단 식중독 환자가 발생하면 BAP를 추가한다.

(9) VRE screen을 위한 rectal swab 검체는 VRE broth에 접종한다.

4) 집락판독

(1) 다음 집락은 TSI, urease tset를 실시한다.

Mac: Colorless colony

S-S: small colorless 또는 black precipitated colony

XLD: 무색(배지색)이거나 검은 침전이 있으면서, oxidase 음성

(2) TSI에서 K/A, K/AG, K/A, K/AG이고, Urease 음성은 동정

(3) Salmonella 혹은 Shigella로 동정되면 혈청형검사를 실시, 결과를 보고한다.

(4) 생화학적 검사에서 S. Typhi로 동정된 것은 감염관리실에 중간보고한다.

(5) TCBS for Vibrio spp.

노란색이나 초록색 집락을 oxidase 검사하여 양성이면 TSI에 접종하고 그람염색하여 만곡형 막대균인지 확인하고 동정

(6) Campy-BAP for Campylobacter spp. colony를 그람염색하여 G(−) curved rod를 확인

(7) CIN media for Yersinia spp. 분홍색 집락, motility가 37℃(−), 25℃(+)를 확인

5. 비뇨·생식기검체의 배양과 세균의 분리 동정

1) 목적

요로감염(urinary tract infection, UTI)은 비뇨생식기 검체의 세균감염 중 가장 흔한 감염증 중의 하나이다. 요로감염증은 신장, 요관등 상부요로와 방광 및 요도의 하부감염증으로서 취급된다. 대부분 상행성 감염이지만, 혈류를 통한 감염도 있다. 여자에 흔하다. 요의 미생물학적 검사는 주로 요로감염, 신부전 등의 소견이 있을 때 시행된다. 요배양검사가 의뢰되면 집락판독 시 요로감염인 지 혹은 오염이나 검체 채취 오류, 운반 지연 등의 가능성을 고려한 후 균 동정 및 항균제 감수성검사 실시 여부를 결정해야 한다.

2) 검체의 종류

(1) Voided urine

(2) catheter urine

(3) suprapubic aspiration

3) 검체취급방법

(1) 검체 채취

① voided urine: 요로감염 진단을 위한 요 검체는 아침에 채취하거나 상당시간 방광에 고였던 요를 채취해야 한다. 요도구를 씻고 중간뇨를 채취한다. 멸균된 plastic cup에 채취한다.

② catheter urine: catheter의 사용은 병원성 감염의 원인이 된다. 피치 못할 경우(의식이 나쁜 경우, 신경, 비뇨기적 문제로 배뇨 못하는 경우)를 제외하면 피하는 것이 좋다.

(2) 운반: 검체 채취 후 1시간 이내에 미생물검사실에 검체를 접수한다.

(3) 보관: 30분 이내에 접종할 수 없을 때는 냉장고에 24시간까지 보관할 수 있다.

4) 집종 : BAP, MacConkey 배지에 접종한다.

5) 집락 판독

(1) 그람 염색한 결과를 참조하면서 판독한다.

(2) 균 집락이 관찰되지 않으면 plate를 버린다. 단, suprapubic aspirate나 요 그람염색 결과 bacteriuria가 있을 경우에는 하룻밤 더 배양시킨다.

(3) 균 집락이 관찰될 경우에는 균 집락수를 계산한다.

(4) 그람염색에서 균이 보이면 균 집락의 수가 적더라도 분리 동정 한다. gram stain에서 균이 보이고 배양에서 균이 자라지 않았으면 24시간 더 배양

균 집락수	조건	보고
No colony		No microorganism isolated
~10^3 CFU/mL	소아 백혈병동 그외	분리 동정보고
~10^4 CFU/mL	백혈병동, 비뇨기과, 소아 그외	분리 동정보고
~10^5 CFU/mL		분리 동정보고

6. 그람양성균의 동정

◦ MacConkey에서 자라고 않고 BAP에만 자란 균은 일단 그람양성으로 판단한다.

◦ 그람양성이 의심되는 균 집락은 모두 Gram stain과 catalase 검사를 실시한다.

Coagulase와 DNase 결과가 맞지 않을 경우, Manual coagulase test를 실시한다.

1) G(+) cocci, catalase (+) 일 때

(1) Coagulase latex tset

(2) DNase test

(3) 검체가 urine일 때는 novobiocin disk (5 μg)을 이용하여 CNS 중에서 *S. saprophyticus*를 구분하여 보고한다(억제대가 12 mm이하).

2) G(+) cocci, catalase (+)이면서 그람 염색상 tetrad 일 때

(1) Bacitracin inhibition (0.04 unit)

Susceptible (10-25 mm): Micrococcus spp.

Resistant: Coagulase-negative staphylococci

3) G(+) cocci, Catalase (-), non-hemolytic일 때

(1) Bile-Esculin Test

(2) 6.5% NaCl broth

4) G(+) cocci, catalase(-), beta-hemolysis일 때

(1) CAMP tset

(2) Bacitracin

(3) SXT

(4) Bile-esculin

(5) 6.5% NaCl

(6) Streptococcus serotyping (Seroiden streptokit : EIKEN)

5) G(+) cocci, catalase(-), α -hemolysis

(1) Bile-esculin

(2) 6.5% NaCl

(3) umbilicated colony는 optochin susceptibility 검사를 시행한다.

Susceptible 일 때는 *S. pneumoniae*로 보고한다.

6 mm disk 일 때 $\geq$ 14 mm (s)

10 mm disk 일 때 $\geq$ 16 mm (s)

Optochin disk(6 mm)에서 억제대 직경이 14 mm 미만이면 bile solubility test를 시행하여 확인한다.

6) G(+) bacilli, catalase(+), spore(－)이면서

(1) TSI, no growth/ motility(－)/ Gram stain diphtheroid shape → Corynebacterium spp.로 본다.

(2) TSl, no growth/ motility(－)/ motility(+; at 25℃) / coccobacilli / bate-hemolysis

→ Listeria monocytogenes의심 → Vitek 2로 확인 후 보고

(3) 2~3일 후 황색 균집락, 항산성염색 → Rhodococcus

7) G(+) bacilli, catalase(－)이면서

(1) TSI, no growth/ motility(－)/ longer-slender bacilli/ Va: R → Lactobacillus spp.로 본다.

(2) TSI growth(H_2S+)/ motility(－; bottle brush growth) / coccobacilli → Erysiphelothrix rhusiopathiae 동정 확인 후 보고한다.

8) G(+) bacilli, spore(+) → Bacillus spp.

9) 모든 그람양성균에서 vancomycin 내성균은 반드시 E-test로 내성정도를 확인한다.

7. 그람음성균의 동정

- 일반적으로
  ① TSI agar 접종
  ② 자동 동정기나 기타 간이 동정용 키트
  ③ 항균제 감수성 검사 등을 실시한다.

1) MacConkey에서 자란 G(−) bacilli

(1) 일차접종에서 Mac배지에 자란 균은 일단 그람음성균으로 판단한다.

(2) 그러나 yeast가 자랄 수 있으므로 반드시 그람염색을 실시하여야 한다.

(3) Pink colony일 경우는 lactose 발효균으로 판단하고 동정 검사와 항균제 감수성 검사를 실시, 무색 집락은 lactose 비발효균이므로 TSI agar 접종하여 확인한다.

(4) Oxidase test를 사용하여 선별할 수 있으나 예외가 있으므로 주의한다.

예외적인 Oxidase 반응 결과
Acinetobacter baumannii: 비발효균으로 oxidase 음성
Stenotrophomonas maltophilia: 비발효균으로 oxidase 음성(혹은 양성)
Aeromonans / Vibrio: 발효균에 속하지만 Oxidase 양성

2) BAP에서 자라고 MacConkey에서 자라지 않은 균

(1) G(−) bacillus: TSI 결과에 따라 발효균과 비발효균을 감별하여 동정

(2) G(−) cocci:

① catalase tset

② Oxidase Tsst

③ Vitek2 NH card로 생화학적 동정 검사를 실시한다.

3) BAP, MacConkey에서 자라지 않고 Chocolate 배지에서 자란 균

(1) G(−) bacillus: Haemophilius 의심되는 균집락이 관찰이 되면 X.V 인자 요구성 시험을 실시하고 Vitek2 NH card로 생화학적 동정 검사를 실시한다.

(2) X, V 인자 요구 시험

① 배지: BHI agar, BHI broth

② 방법: Chocolate agar에 순수 배양된 균을 BHI broth에 가볍게 푼다.
면봉을 이용하여 BHI agar에 접종한다.
X, V, XV 인자 test disc를 agar위에 놓는다.
CO_2 incubator에 하룻밤 배양한다.

③ 판독: XV disc 주위에서만 균 증식이 있는 경우 X 및 V 인자 모두를 요구하는 것으로 판단한다.

(3) G(−) cocci: catalase, oxidase test를 실시하고 Vitek2 NH card로 동정

실습결과 보고서

실 습 년 월 일	반(조)	학 번	이 름	실습담당
실습제목 :				

학생실습 WORK SHEET

임상미생물 검사실　　　　　년　　　월　　　일 (　　)요일

실습내용

1. 혈액배양검사
2. 자동 동정기기의 사용법
3. 항균제 감수성 검사

실습목표

1. 혈액배양의 검사실 동정법에 대해 학습한다.
2. 혈액배양을 위한 배지의 종류를 알아야 한다.
3. 혈액배양 기기에 대해 이해해야 한다.
4. 자동 동정기기 및 동정용 키트의 사용법을 익힌다.
5. 항균제 감수성 검사의 방법을 학습한다.

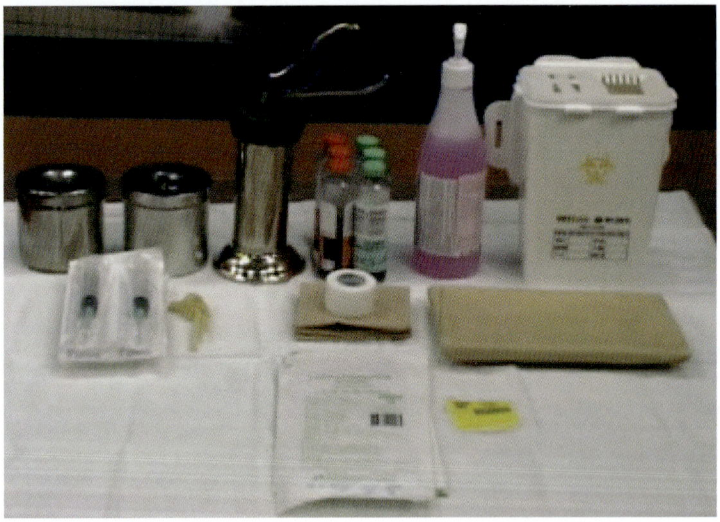

세부 실습내용

1. 혈액배양검사

1) 실시 목적

환자의 혈액 내 미생물의 검출과 항균제 감수성시험은 진단과 예후에 매우 중요하다. 그러므로 균혈증의 원인균을 신속하게 검출하여 보고하는 것은 진단검사의학과 미생물검사실의 가장 중요한 업무 중의 하나이다. 균혈증은 세균이 세망내피계의 제거 능력을 넘는 속도를 증식할 때 발생한다. 혈액 내 균종의 전파 경로는 혈관 외에서 림프관을 통해 혈액으로 유입되는 것이 가장 흔하며 감염성 심내막염, 동정맥루의 감염, 진균성 동맥류, 화농성 정맥염, 혈관내 각종 카테터의 감염 등에 의해 혈액으로 직접 전파되는 균혈증이 있다.

2) 검체의 채취 방법

주로 정맥에서 채혈한다. 70% alcohol로 닦고 2~4% chloax으로 소독하고 1~2분간 건조한 후 채취한다.

3) 사용배지

(1) BacT/ALERT 3D (bioMerieux, France)

Aerobic culture bottle (FA), Anaerobic bottle (FN), 소아용 aerobic bottle (PF), 배양액 내에 charcoal이 들어 있어 채취한 혈액내의 항생제 작용을 억제한다.

BACTEC Fx, Aerobic Plus, Lytic anaerobic, Ped/plus

배양액 내에 resin이 들어 있어 채취한 혈액 내의 항생제 작용을 억제한다.

Lytic 배지는 적혈구를 파괴하는 물질이 들어 있어 혈액 내의 적혈구를 용해시킴으로써 헤모글로빈이 함유하고 있을 산소를 제거하여 무산소성 상태를 용이하게 제어한다.

4) Blind subculture(맹계양) 방법

5) 혈액배양 기기의 원리

혈액배양 배지 안에 미생물이 있으면, 대사를 하게 되며, 이때 CO_2를 방출하게 된다. 그렇게 되면 방출된 CO_2가 dye와 반응을 한다. Dye는 LED가 activation 시키는 형광(혹은 색변화)을 조절하게 되며 이것을 시스템이 detect하게 된다. 그러면 시스템에서 미리 프로그램 된 변수들을 이용하여 양성결과인지를 분석하게 된다.

6) 결과보고의 일반원칙

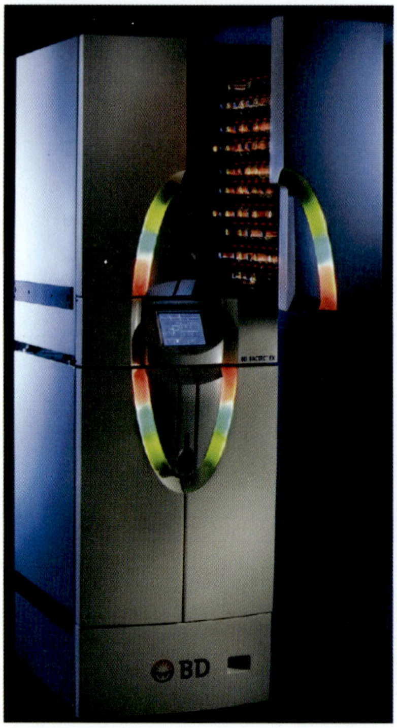

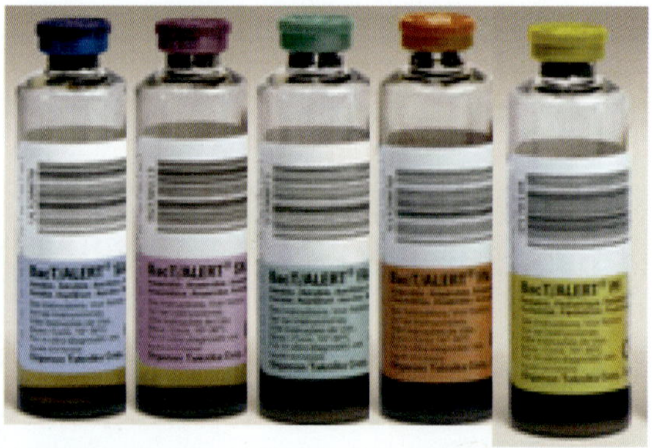

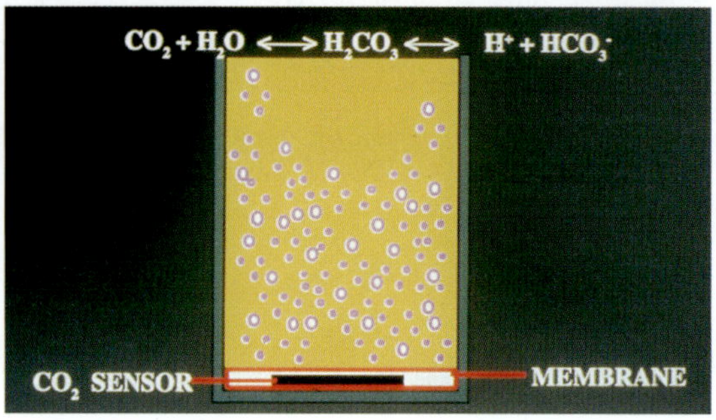

2. 자동화동정기기 및 동정용 키트

2-1. Vitek2 (bioMerieuk, Inc., USA)

1) 장비의 구성

2) 측정원리

(1) 미생물의 생화학적 반응을 colorimeter와 turbidimeter 두 가지 optic module의 3가지 파장으로 동정 및 항생제 감수성 검사를 함

(2) Transmittance/Colorimetry Optic의 빛이 카드가 포함하고 있는 64개의 well을 통과하면서 혼탁도와 color change를 측정함.

(3) 각 well에 정해진 측정방법에 따라 Kinetic 혹은 end-point 방법으로 양성/음성을 판독함.

(4) 2 단계의 algorithm을 통해 측정된 row data를 분석하고 가공하여 결과를 도출함.

3) 사용 방법

(1) 동정할 균 집락을 선택한 후 각 세균에 적합한 ID card와 항생제 감수성 검사용 AST card를 준비한다.

ID card - 63가지 대사반응 물질 + control

AST card - 18~24종 항생제가 여러 농도로 63 well에 존대(판독범위에 한정)

(2) Densicheck를 사용해 검사할 세균의 McFarland 균액을 만든다.(0.45% saline 25 mL를 사용한다.)

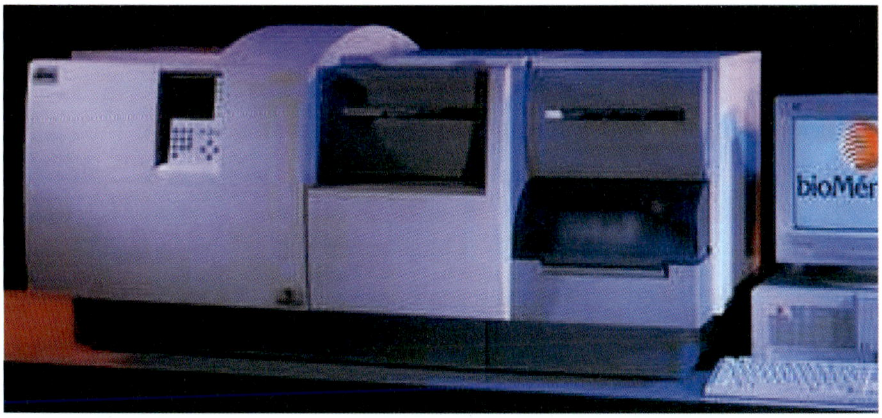

VITEK II system

* 각 세균별 사용카드와 탁도

카드종류	용도	탁도
AST N027(fermenter)	항생제 감수성 검사	0.65~0.7
N093(nonfermenter)		
P580(*Staphylococcus*)		
P586(*Enterococcus*)		
GN	G(-) 동정	0.65~0.7
GP	G(+) 동정	035 0.7
YST	yeast 동정	1.8~2.0
NH	*Neisseria/Haemophilus* 동정	2.7- 3.3
ANC	anaerobe 동정	2.7~3.3

(3) Test tube holder에 ID card와 0.65 McFarland tube를 꽂고 SCS를 사용해서 Accession ID(검체정보)와 Card barcode를 스캔한다.

(4) 항생제 감수성 검사는 AST card를 사용하며 AST card와 빈 tube를 꽂고 F1을 누르고 card barcode를 스캔한다.

* AST(항생제 감수성 검사)만 실시할 경우 3번에는 ID card 대신 AST card의 barcode를 Scan 한 후 옆 slot은 비워둔다.

(5) Next slot button을 이용해 옆 slot으로 이동한다.

(6) 옆 slot으로 이동한 후 동일한 방법으로 다음 검사를 입력한다.

(7) 입력을 마친 후 Cassete를 들고 VITEK 2 장비에 loading한다.

2-2. MicoCasn WalkAway 96SI, Plus (SIEMENS Healthcare Diagnostics Inc., USA)

(1) 장비의 구성

① 본체

② LabPRO 컴퓨터

③ LCD 모니터

④ 바코드프린터

⑤ RENOK

⑥ turbidmeter

2) 측정원리

Kit는 96 well plate를 이용하여 구성되었으며 세균동정을 위한 27~30개 well과 항생제 감수성을 위한 66개 well로 구성되어 있다. 세균동정은 각 well 안에 있는 각 대사물질에 대한 균의 반응을 색변화를 통해 각각의 파장에서 흡광도를 측정해 균을 동정을 한다. 이 장비의 장점은 생화학 동정 검사의 기본적인 반응(indol, VP 등)의 색반응 발색시약을 배양종료 시점에 첨가하여 정확한 검사를 진행할 수 있다는 것이다. 항생제 검사는 항생제에 의해 균이 억제되었는지를 균탁도를 측정하여 최소억제농도를 판정하며, 반응이 모호할 때 육안판독이 가능하다는 장점이 있다.

이 장비는 CLSI 지침을 정확히 준수하는 장비로 인정되고 있으며, 기존의 방법인 종말 측정법(end-point detection)을 사용하여 판독오류를 최소화하였다.

LabPro라는 software에서 해석하여 각종 균들의 동정 및 MIC를 계산한다.

3) Microscan의 구성

(1) 각각의 PANNEL 은 8개로 구성되어 타워에 장착된다.

(2) 타워에 장착한 panel은 grabber에 의해 선택되어져 시약과 오일의 분주, 결과측정이 된다.

(3) colorimeter에서 각 well의 흡광도 측정

(4) 각각의 사약은 장비하단부에 위치하며 자동으로 분주된다.

(5) 시약 뒷면에 waste에 minneral oil이 장착되어 있다.

(6) Microscand 앞면에 시간 및 온도를 표시해준다.

4) 사용방법

(1) Agar Plate에 형성된 단일집락을 선정하여 Positive or Negative kit combo 선택한다. 그람염색을 한 후 추가 test (catalase tset, oxidase test)를 한다.

(2) Order 전송한 후에 추가 tset 결과를 입력하여 바코드를 출력한다.

(4) 바코드를 Positive or Negative Combo plate에 붙인다. Wands로 집락을 3colony를 취한다.

(5) PROMPT용액에 넣은 뒤 세게 흔든 후 disposable inoculator sets에 붓는다.

(6) PROMPT를 사용할 수 없는 집락은 Inoculum water에 McFarland 0.06~0.10사이로 맞춘 후 Inoculin PLURONIC에 100 μL을 넣은 후 세게 흔들어 disposable inoculator sets에 붓는다.

(7) Inoculum sets에 담겨진 용액을 RENOK으로 취한 후 Positive or Negative Combo에 분주한다.

(8) 장비 내 타워에 바코드가 안쪽으로 장착한 후 장비내 모니터를 바코드 인식 유무를 확인 후 시간 경과 후 결과를 판독한다.

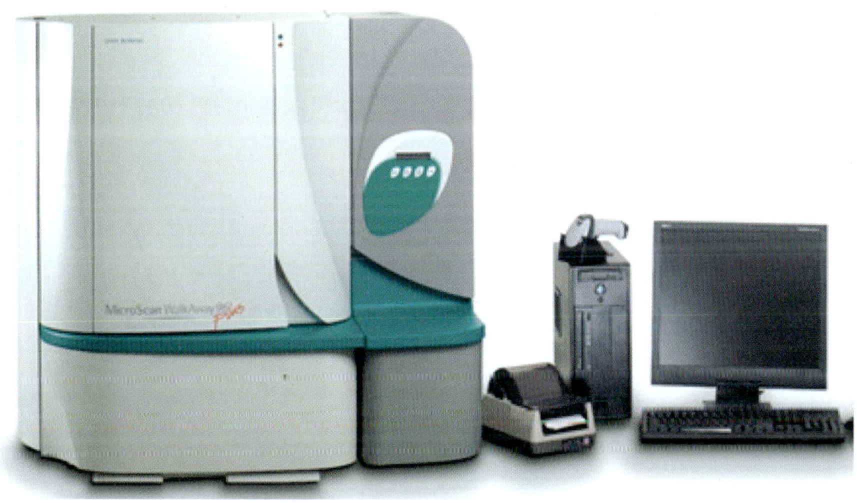

Microscan WOLKAWAY system

2-3. 항균제 감수성 검사 - 디스크 확산법(변법 Kirby-Bauer)

1) 목적

2) 감수성 검사 방법의 종류

3) CLSI(구, NCCLS) 추천법(변법 Kirby-Baur 법)에 대하여

2-4. Erythromycin에 의한 clindamycin의 유도내성검사 (D-zone test)

1) 배경

그람양성세균에서 주로 나타나며 *S. aureus*의 경우에는 MRSA의 경우 흔하다. 검사상으로는 clindamycin에 감수성으로 보이지만, 내성인 erythromycin에 의해 인체 내에서 내성이 유도되어 치료에 실패할 수 있음으로 내성으로 보고해야 한다.

2) 검사방법

① Muller- Hinton broth에 균액을 0.5 탁도로 맞추고, 면봉을 이용하여 MHA 표면에 고르게 도포한다.

② erythromycin disk와 clindamycin disk를 20 mm정도 떨어지게 위치한 후 하루 밤 배양한다.

③ Clindamycin의 억제대가 erythromycin쪽으로 더 억제되면 유도내성 양성으로 보고한다.

2-5. ESBL 확진검사

1) 배경

그람음성균의 주요 내성 획득방법 중 하나는 항생제를 분해하는 효소를 만들어 분비하는 것이다. 대부분의 항생제 분해효소는 하나의 항생제에만 작용하는데 일부 장내 세균에서 하나의 분해 효소가 여러 가지 구조적으로 유사한 항생제를 모두 분해하기도 하는데 이를 ESBL(expanded-spectrum bate-lactamase)이라 한다. 이 효소는 모든 beta-lactam계 항생제를 분해할 수 있으며, 양성일 경우에는 비록 감수성 검사에서 어떤 beta-lactam 항생제가 감수성으로 보여도 모두 내성으로 보고해야 한다.

2) 검사방법

① 균 탁도와 배지는 D-test와 동일하게 한다.

② 균의 도포된 MHA위에 다음 4가지 항생제 디스크를 서로 간섭되지 않도록 분리하여 설치한다. cefotaxime. ceftazidine, cefotaxime/clavulanic acid, ceftazidime/clavulanic acid

③ 하룻밤 배양한 후 각 디스크의 억제대를 측정하고 clavulanic acid가 포함된 디스크의 어제대가 포함되지 않은 디스크의 억제대보다 5 mm이상 더 크면 ESBL양성으로 판단한다.

3) 제한점

① ESBL은 class Ⅱ 효소로 clavulanic acid에 불활성화되기 때문에 위 검사방법을 실시할 수 있다. 그러나 AmpC bata-lactamase를 분비하면서 ESBL을 생성할 경우에는 이 방법으로 측정할 수 없다. 그 이유는 AmpC beta-lactamas 또는 clavulanic acid를 불활성화 하여 ESBL 효소를 억제할 수가 없게 되기 때문에 ESBL 생성여부를 확인할 수 없기 때문이다.

② 이 경우 boronic acid를 clavulanic acid와 함께 사용하는 방법을 사용할 수 있다. Boronic acid는 AmpC beta-lactamase 활성을 억제한다.

실습결과 보고서

실 습 년 월 일	반(조)	학 번	이 름	실습담당

실습제목 :

학생실습 WORK SHEET

임상미생물 검사실 년 월 일 ( )요일

실습내용

1. 무산소성(혐기성) 세균의 분리와 동정

실습목표

1. 무산소성(혐기성) 검체 검체 운송과 배지의 선택방법을 숙지한다.
2. 무산소성(혐기성) 세균의 동정 방법을 학습한다.
3. 무산소성(혐기성) 배양 기기의 사용법을 학습한다.

세부 실습내용

1. 무산소성(혐기성) 세균 존재가 의심되는 검체의 특징과 검체처리 일반원칙

2. 무산소성(혐기성) 세균의 배양 및 동정 방법

1) 검체처리

(1) 통상적으로 무산소성(혐기성)으로 배양을 해야 하는 검체

① Closed pus

② Open pus

③ Body fluids (CSF는 제외)

④ Stool (*C. difficile*인 경우)

* Others (특별히 anaerobe culture를 요구할 때)

(2) 무산소성(혐기성) 배양할 검체는 접수 즉시 접종해야 한다.

(3) 접종한 배지는 즉시 anaerobic holding jar 속에 넣어주었다가 하루 두 번 (12:00~12:30에 한번, 퇴근 전에 한번) 무산소성 배양기(anaerobic chamber)에 넣는다.

2) 배양

배양접종이 끝난 배지는 anaerobic holding jar 속에 두었다가 무산소성배양기(anaerobic chamber)에 넣어 48시간 배양한다.

3) 판독 및 처리

(1) 발육된 집락의 크기와 모양이 다른 것을 각각 취하여 aerotolerance test를 실시한다.

(2) Aerotolerance test

① 목적: 본 시험은 1차 무산소성(혐기성) 배양에서 발육된 집락이 절대무산소성(편성혐기성, obligate anaerobe) 인지 조건무산소성(통성혐기성, facultative anaerobe)인지를 구별 하는 것이다.

② 방법

가. 집락의 크기, 모양, 색깔 등 육안적으로 다른 것은 전부 대상이 된다.

나. 1장의 배지를 3등분한다.

다. 반드시 1개의 집락으로 Brucellar 배지와 Chocolate 배지에 접종하여 각각 무산소성(혐기성)과 산소성(호기성) 배양을 실시한다(streaking 방법은 교재참조).

라. Brucellar agar는 무산소성(혐기성) 배양하고 Chocolate agar는 CO_2 배양기에 넣어 48시간 배양 후 판독한다.

3. 판독

산소성(호기성) 배양 (chocolate agar)	무산소성(혐기성 배양) (brucellar agar)	판정
Growth	No Growth	산소성(호기성)균
Growth	Growth	조건무산소성(통성 혐기성)균
No Growth	Growth	절대무산소성(편성 혐기성)균

4. 동정

1) aerotolerance test에서 절대무산소성(편성 혐기성)으로 판정되면 집락이 순수배양 됐는지 관찰한다. (균이 2가지 이상 혼합됐으면 순수 배양 시킨 후에 염색과 동정 검사에 들어간다.)

2) 먼저 그람염색을 실시한다. 무산소성 세균의 그람염색 염색성은 매우 다양하므로 판독이 어려울 경우는 string test를 해본다.

5. String test

1) 목적: 무산소성 균의 그람염색상이 불분명하여 그람 양성인지 음성인지 구별이 어려울 때 실시한다.

2) 방법: slide glass 위에 3% KOH 한방울을 떨어뜨리고 loop로 집락을 따서 완전히 풀어질 때까지 섞는다.

3) 판정: loop를 살며시 들어 올려서 줄같이 따라 올라오면 그람음성이고 따라 올라오지 않으면 그람양성이다.

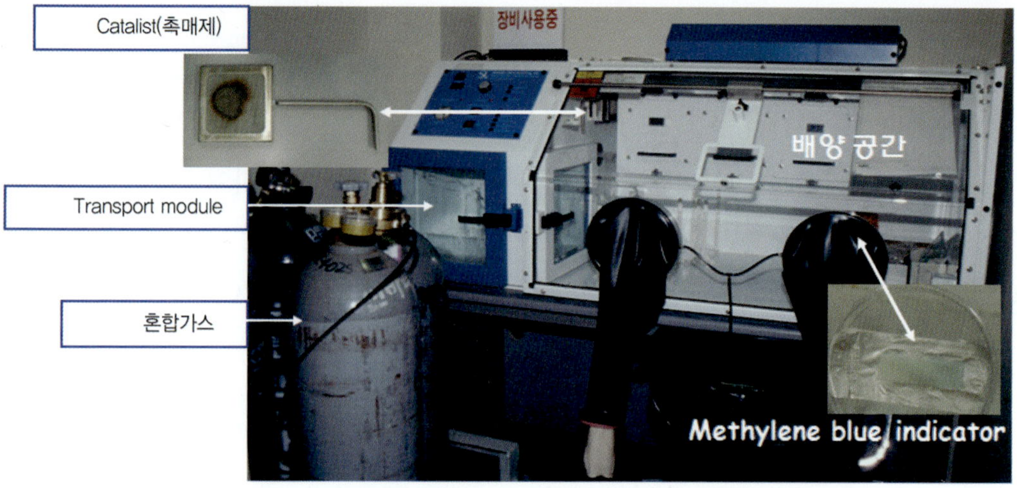

혐기성배양기(anaerobic chamber)

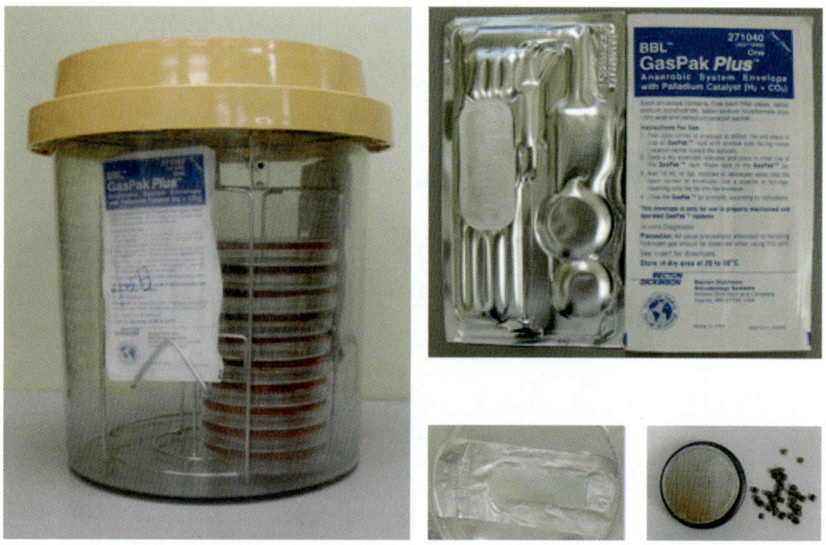

혐기성배양 단지(Anaerobic Jar)와 액세서리

BD GasPak™ EZ Container Systems

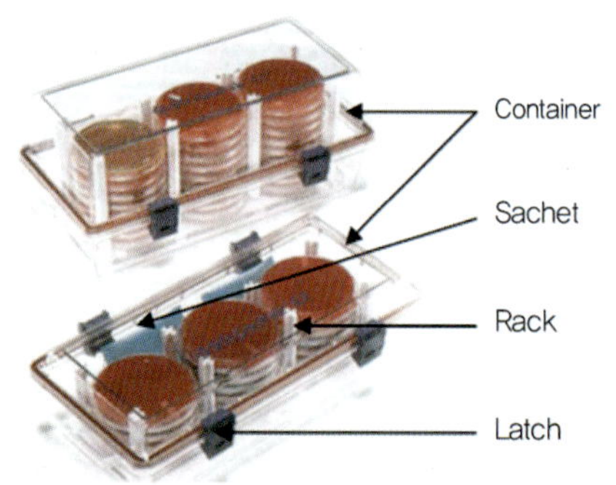

BD GasPak™ EZ Pouch Systems

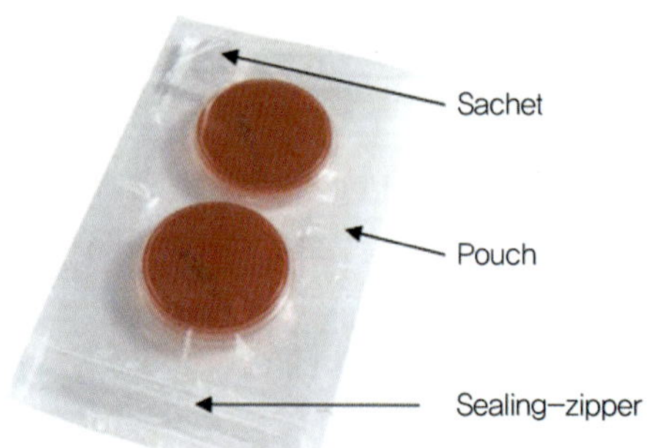

실습결과 보고서

실 습 년 월 일	반(조)	학 번	이 름	실습담당

실습제목 :

학생실습 WORK SHEET

임상미생물 검사실　　　　　　　　년　　　　월　　　　일 (　　　)요일

실습내용
1. AFB 검사 및 결핵균의 분리와 동정

실습목표
1. AFB 염색방법의 종류 및 장단점을 익힌다. 2. 결핵균 배양을 위한 객담의 전처리 방법과 장단점을 이해한다. 3. 결핵균 배양배지와 동정방법을 익힌다.

1. 객담의 질 평가

1) 객담은 항상 구강 및 상기도 정상균무리에 의해 오염되므로 채취 전에 멸균 생리 식염수로 입안을 잘 헹군 후, 객담 용기에 뱉어 운송합니다.

2) 기관 흡인액 및 기관지 세정액은 객담이 나오지 않는 환자에게 적용됩니다.

3) 객담의 품질 등급에 의해 4, 5등급은 수용되며, 1~3등급은 부적합 검체로 처리됩니다.
1~3등급의 경우에도 주치의에 의뢰가 있을 경우에는 검사가 가능하며, 결과지에 등급이 표시됩니다.

4) 항산성균을 위한 검체의 경우
아침에 양치 후 첫 객담을 하루 한번씩 3회 반복 채취하는 것이 양성률을 증가시킵니다.
검체 채취 후 30분 이내에 검사실로 운반하는 것이 이상적이며, 적어도 1일을 초과해서는 안 됩니다.
채취 후 1시간 이내는 냉장 보관해야 합니다.

Grade	Number of Cell/Power Field	
	Epithelial cell	WBC
1	> 25	< 10
2	> 25	10~25
3	> 25	> 25
4	10~20	> 25
5	< 10	> 25

세부 실습내용

1. AFB 검사 시 일반적인 주의사항

1) 모든 검체를 항산성균 양성이라고 생각하고 주의해서 취급한다.
2) 작업 시에는 수술용 고무장갑을 이중으로 끼고, 마스크, 에이프런, 토씨와 결핵균 검사용 가운을 착용한다.
3) 작업 전후에 반드시 biological safety cabinet 작업대 위를 WYDEX액으로 소독한다.
4) 검사의뢰지에 검체가 묻었을 경우 항산성균이 오염된 것으로 간주하여 다시 작성한다.
5) 조작 중에는 조작실 문을 잘 닫고 일하고 바깥에 나오면 안 되며 조작용 장갑으로 손잡이를 잡아서도 안 된다.
6) 조작이 끝난 후 폐기물은 입구를 단단히 동여맨 후 비상 엘리베이터 옆 통에 버린다.
7) 업무에 관한 의문점은 본 검사 지침서를 참고하고 기타 의문점이나 문제점은 수석기사에게 보고한다.
8) 결핵균 검사실에 근무 예정인 사람은 소아과 외래에서 tuberculin 피내반응 검사를 실시하여 양성이어야 한다. 만일 음성인 경우에는 BCG 백신을 맞아야 한다.
9) 양성으로 나온 Ogawa 배지는 3개월간 보관한다.

2. AFB 검사를 위한 검체의 종류

객담, 요, 척수액, 혈액, 골수 등 여러 감염 부위에서 채취한 검체이다.

3. 각종 검체의 전 처리 방법 - Biological safety cabinet 내에서 조작한다.

1) 객담

(1) 3% Ogawa 배지 및 MGIT 액체배양

① 객담 통(50m conical tube)에 객담과 동량의 4% NaOH를 섞는다.
② vortex mixer를 사용하여 객담이 균질하게 풀어지게 한다. 20분간 방치한다.
③ 3,000×g에서 20분간 원심 침전한다.
④ 상층액을 버리고 남은 침사에 PBS 1 mL를 가하고 vortex mixer를 잘 혼합한다.
⑤ 500 μL를 준비된 MGIT tube에 넣고 100 μL를 Ogawa 배지에 접종한다.
⑥ 백금이로 Ogawa 배지의 전면에 골고루 접종한다.
⑦ MGIT는 37℃에서 6주간 배양한다. Ogawa는 상호 검증확인 검사로 사용한다.

(2) 검체처리 시 주의사항

① 검체 속의 균이 NaOH에 오래 노출되면 사멸하므로 길어도 1시간 이내에는 조작을 끝내야 한다.

② 객담의 점액성이 완전히 풀리지 않으면 오염균이 제대로 제거되지 않으므로 완전하게 푼다.

③ NaOH를 가하기 전에 객담의 양을 잘 살펴 동량의 NaOH를 넣어야 한다. 만일 객담의 양이 너무 많을 때는 객담을 약간 제거한 후 NaOH를 가하거나 NaOH를 가한 후 적당 양을 버리고 검사한다. 이때는 객담이 완전히 풀어지지 않을 수 있기 때문에 NaOH만 검사에 들어가지 않도록 주의한다.

2) 소변

(1) 50 mL짜리 conical polyproplyene screw-cap tube에 40 mL 이상의 요를 넣어 3,000×g에서 20분간 원심분리를 한다.

(2) 상청액을 버리고 침사에 무균 증류수 2 mL를 가한 후 2% NaOH 2 mL(최종농도 1%)를 가하고 원심분리를 한다.

(3) 이후 조직은 객담과 같은 방법으로 한다.

3) 뇌척수액(CSF)

원심분리한 침사액을 한 방울 슬라이드에 떨어뜨린 후 문지르지 말고 그대로 공기 중에 말린다. 전처리 없이 그대로 접종한다.

4) 기타 체액(pleural fluid, ascitic fluid 등)

(1) 검체는 무균적으로 채취하고 검체가 오염되지 않은 상태라고 생각되는 것은 별도의 econtamination 처리 없이 도말하고 배양한다.

(2) 검체가 오염됐거나 고농축, 점액성일 때에는 Decontamination시킨다.

5) 농이나 기타 점액성 농－전처리 없이 Ogawa에만 직접 도말하고 접종한다.

6) 혈액

(1) 반드시 BacT/ALERT 3D MB tube에 채혈하도록 하여 장비에 배양한다.

(2) 양성이 울리면 AFB 염색 확인하고 Ogawa에 배양한다.

4. 항산성균 염색방법의 종류와 장단점

1) Ziehl-Neelsen 방법

2) Auramin/Rhodamin 형광염색

5. AFB염색 판독 기준과 결과 보고방법(실습병원에서 시행되는 대로)

염색결과 보고방법

*검사 의뢰서와 염색 결과 장부에 기록하는 방법이 동일함

No. of AFB observed/field	CDC method report
0	negative for AFB
1~2 / 300F	+ / −
1~9 / 100F	1+
1~9 / 10F	2+
1~9 / F	3+
> 9 / F	4+
* + / - 로 나온 것 → "재검이 필요 합니다" 도장을 찍어 보낸다.	

6. AFB 배양방법과 동정을 위한 중요검사(실습병원에서 시행하는 대로)

실습결과 보고서

실 습 년 월 일	반(조)	학 번	이 름	실습담당

실습제목 :

임상세균학의 체크포인트

	실습평가항목	예	아니오
1	임상미생물검사실의 업무 흐름을 이해하였는가?		
2	검체별 접종 배지의 선택을 이해하였는가?		
3	수송배지의 사용법을 이해하였는가?		
4	그람염색을 이해하였는가?		
5	BAP 배지와 MacConkey 배지 등 배지의 종류와 차이점을 이해하였는가?		
6	그람염색에서 백혈구와 상피세포의 형태감별을 이해하였는가?		
7	항균제감수성검사를 이해하였는가?		
8	무산소성 세균의 분리과정에 대해서 이해하였는가?		
9	장비 기구의 정도관리를 이해하였는가?		
10	각종검체의 처리와 세균의 분리동정법을 이해하였는가?		
11	혈액배양검사에 대해 이해하였는가?		
12	결핵균의 동정 및 객담의 질 평가에 대해 이해하였는가?		

02

임상 진균학
Clinical Mycology

임상 진균학은 임상 미생물 검사실에서 일상적으로 다루어야 할 중요한 분야로 인식된다. 기회 감염성(opportunistic infection) 진균증 환자의 수가 면역이 약화된 환자의 수에 비례하여 증가하고 있기 때문에 정상적으로 무균적인 검체(척수액, 혈액, 체액)에서 분리된 진균이 병원성 진균에 포함되지 않더라도 37℃에서 그 진균이 배양된다면 병원성 진균일 수 있다는 가능성을 항상 의심하여야 한다. 왜냐하면 사람에게 감염성이 있는 대부분의 병원성 진균은 37℃에서 생장능이 있기 때문이다. 이런 사실 이전에 병원성 진균의 병독성과 관련된 특징이나 병독성 인자를 확인하는 데는 많은 어려움이 있다. 진균의 동정은 형태학적 중요성과 특정 구조와 조건을 잘 파악해야 하기 때문에 자칫 동정에 실패할 수 있다. 그러나 진균의 기본적 구조와 동정의 원리를 배우는 데 시간과 노력을 아끼지 않는다면, 의학적으로 상당히 중요한 진균들을 동정하고 인식할 수 있을 것이다.

임상진균학 임상실습 교육일정

항목	실습내용	교육담당자
1	진균 동정검사(KOH, India ink검사, *C. albicans* 동정검사 등)	

학생실습 WORK SHEET

임상미생물 검사실　　　　　　　　년　　　월　　　일 (　　)요일

실습내용
1. 진균검사의 일반원칙과 개요

실습목표
1. 진균 검체의 처리 및 사용배지를 숙지한다. 2. 진균의 직접 검경방법을 숙지한다. 3. 중요 사상균과 효모의 현미경적 소견 및 육안 판독상의 특징을 익힌다. 4. *C. albicans*의 동정방법을 숙지한다.

세부 실습내용

1. 진균 검체의 처리 및 사용배지

2. 진균의 직접검경방법(KOH, DMSO, LPCB, Indian ink 등)과 장단점

1) KOH mount

(1) 준비물: 10% KOH, slide glass/cover glass

(2) 방법: ① slide glass 위에 10% KOH 1방울을 떨어뜨리고 검체를 푼다.

② Cover slip을 덮고 검경한다(200배 → 400배).

(3) 관찰: yeast 혹은 hyphae 관찰(* 확실치 않을 때는 그람염색을 해본다.)

(4) 보고

- (   ) Yeast-like organism in budding with pseudohyphae
- 또는 (   ) Yeast-like organism
- No Fungus observed

* (   ) 안에는: rare → < 1/100 HPF

moderate → 1/HPF >, > 1/10 HPF

many → > 1/HPF

2) Indian ink

(1) 원리 및 용도

capsule이 있는 균은 Indian ink에 염색 되지 않는 점을 이용한 것으로 Cryptococcus neoformans의 capsule을 확인하는데 이용한다.

(2) 준비물

① Indian ink

② slide glass

③ cover glass

④ 현미경

(3) 방법

① slide glass 위에 Indian ink 1 방울과 검체 1 방울을 떨어뜨린다.

* CFS는 1500 rpm, 10분 원심후 sediment를 관찰

② cover slip을 덮고 바로 검경한다(200, 400배).

(4) 관찰: capsule을 유의하여 관찰, budding 확인, 적혈구 및 백혈구와 감별 주의

* Capsule이 확실하면 Cryptococcus 가능성을 전화로 알려준다.

* Indian ink : Artist drawing ink (Pelican)

3. 중요 사상균과 효모의 현미경적 소견 및 육안 판독상의 특징을 익힌다.

4. *C. albicans*의 동정을 위한 검사 진행

1) 발아관 시험

(1) 준비물 :

① fresh pool serum

② test tube

③ Incubator(35℃)

2) 방법

① 신선혈청 0.5 mL에 순수 배양된 colony를 loop에 살짝 묻혀서 풀고, 35℃ incubator에서 2시간 배양한다.

② pasteur pipette로 slide glass 위해 10 μL적하하고 cover glass를 덮어 현미경으로 관찰한다.
*3시간이상 배양하면 위양성이 나올 수 있다.

3) 관찰시 주의사항

① pseudohyphae를 germ tube로 오핀하지 않도록 주의한다.

② germ tube test 양성이면 *C. albicans*로 보고하고 germ tube음성이면 생화학검사를 한다.

2) API 20C 키트 동정법

실습결과 보고서

실 습 년 월 일	반(조)	학 번	이 름	실습담당

실습제목 :

임상진균학의 체크포인트

	실습평가항목	예	아니오
1	임상진균 검사의 흐름을 이해하었는가?		
2	진균 검체의 처리 및 사용배지를 이해하였는가?		
3	진균의 직접 검경방법을 이해하였는가?		
4	중요 사상균과 효모의 현미경적 소견 및 육안 판독상의 특징을 이해하였는가?		
5	*C. albicans*의 동정방법을 이해하였는가?		
6	*Cryptococcus*의 동정방법을 이해하였는가?		

03

진단바이러스학
Diagnostic Virology

진단바이러스학은 바이러스 감염증의 검사실 진단을 수행하는 분야로 바이러스의 배양 및 식별, 바이러스 단백질의 검출, 바이러스 유전물질의 검출, 바이러스 감염증의 혈청학적 진단, 바이러스의 역가 측정을 수행한다. 이를 위해서는 검사실에서는 검체의 채취, 세포학적 검사, 전자현미경 검사, 바이러스의 분리 및 배양, 세포배양, 바이러스 검출기법, 바이러스 배양 결과의 해석 등을 통해 바이러스 진단에 필요한 검사법에 대해 익힌다.

진단바이러스학 임상실습 교육일정

항목	실습내용	교육담당자
1	1. 바이러스 검사 동정(신속배양검사 등)	

1. 바이러스배양 검체

2. 세포배양

3. 바이러스의 동정

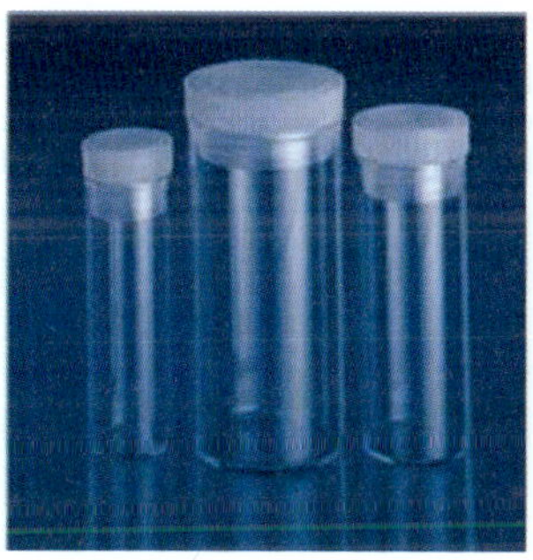
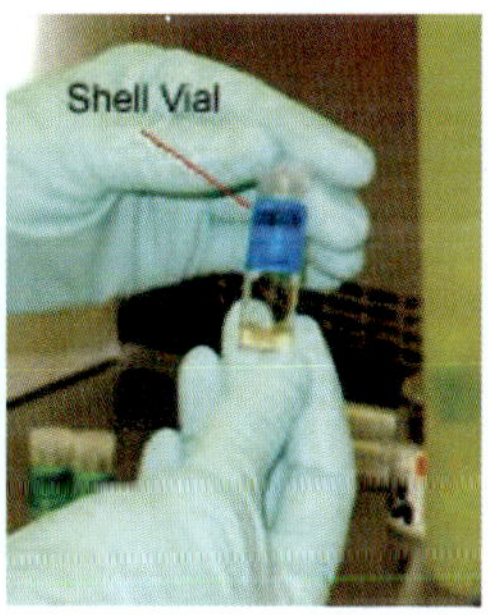

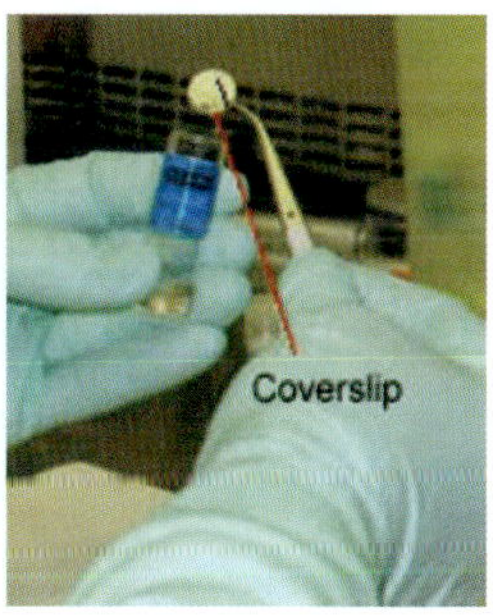

학생실습 WORK SHEET

진단바이러스 검사실 년 월 일 ( )요일

실습내용
1. 바이러스검사의 일반원칙과 개요

실습목표
1. 바이러스 검체의 처리 및 사용배지의 특성을 숙지한다. 2. 세포배양의 방법을 숙지한다. 3. 중요 호흡기 바이러스와 소화기 바이러스의 진단특징을 익힌다. 4. 세포병변효과 판정방법을 숙지한다.

세부 실습내용

1. 바이러스 검체의 처리 및 사용배지의 특성 확인

2. 세포배양 방법의 종류와 장단점

3. 중요 호흡기 바이러스와 소화기 바이러스의 진단특징

4. 세포병변효과 판정방법

실습결과 보고서

실 습 년 월 일	반(조)	학 번	이 름	실습담당

실습제목 :

진단바이러스학의 체크포인트

	실습평가항목	예	아니오
1	진단바이러스검사의 흐름을 이해하였는가?		
2	검체의 채취, 세포학적 검사, 전자현미경 검사에 대해 이해하였는가?		
3	바이러스의 분리 및 배양, 세포배양, 바이러스 배양 결과의 해석에 대해 이해하였는가?		
4	호흡기 바이러스 진단법에 대해 이해하였는가?		
5	소화기 바이러스의 진단법에 대해 이해하였는가?		
6	단백질의 검출, 바이러스 유전물질의 검출에 대해 이해하였는가?		
7	바이러스 감염증의 혈청학적 진단에 대해 이해하였는가?		
8	쉘바이어 배양법에 대해 이해하였는가?		
9	HIV의 진단법에 대해 이해하였는가?		

04

면역혈청학
Immunoserology

임상 혈청학 검사는 면역학에 기초를 두고 있으며, 이러한 면역학의 발전과 더불어 최근의 단클론항체의 생산방법이 개발되어 특이성의 혈청학적 검사법이 출현되고 최근의 유세포 분석기나 형광을 이용한 항원 항체 결합법 등의 혈청학적 진단이 널리 사용되고 있다.

면역혈청학의 임상분야

1. 일반혈청검사
2. 세포면역검사

면역혈청학 임상실습 교육일정

* 실습병원의 환경에 따라 자율적으로 교육시키며 아래에 제시된 교육내용을 중점적으로 실습에 반영하여 교육시켜주시기 바랍니다.

항목	실습 내용	교육담당자
1	1. 일반혈청검사 1) 혈청검사실 업무 개요 2) 열성질환검사: Widal 검사 3) PAP(흉막폐렴) 검사: cold agglutinin 검사 4) 사슬알균 감염증검사: ASO 검사 5) 매독검사 (1) VDRL 검사, RPR 검사 (2) TPHA 검사 6) CRP 검사: latex법, 모세관 침강법 7) RA 검사: Latex법(RF인자 검출) 8) 임신반응검사 (1) Latex법 (2) immunochromatographic assay 9) Virus 항원, 항체검사 (1) RPHA법: HBs Ag, HBe Ag (2) PHA법: anti HBs, anti HBe (3) PA(입자응집법): anti HCV, anti HIV (4) EIA 10) 종양관련 항원 검사: AFP, CEA 11) ANA 검사 (1) 간접면역형광법 (2) Latex법 12) Cryoglobulin 검사 13) 알러지 검사: MAST	
2	2. 세포면역검사 1) 세포면역검사실 업무 개요 2) 세포분리 및 세포수 조정 3) HLA 검사 4) FACS(유세포분석기) 검사법	

학생실습 WORK SHEET

면역혈청 검사실 년 월 일 ( )요일 ~ 년 월 일 ( ) 요일

실습내용

1. 혈청검사실 업무
2. 열성질환검사: Widal 검사
3. PAP(흉막폐렴) 검사: cold agglutinin 검사
4. 연쇄상구균 감염증검사: ASO 검사
5. 매독검사
6. CRP 검사: latex법, 모세관 침강법
7. RA 검사: Latex법(RF 인자 검출)
8. 임신반응검사
9. Virus 항원, 항체검사
10. 종양관련항원 검사: AFP, CEA
11. ANA 검사
12. Cryoglobulin 검사
13. MAST 검사법

실습목표

1. 면역혈청 검사실의 전반적 업무흐름을 이해
2. 검사원리, 방법, 결과판독 등의 기준 이해
3. 질병과 검사와의 관계 이해
4. 기기운용 및 원리의 이해

세부 실습내용

1. 면역혈청 검사실에서 주로 사용하는 자동면역 분석기

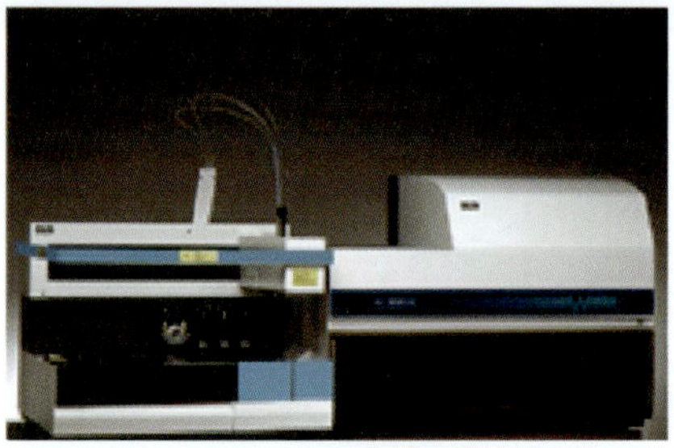

Auto-DELFIA

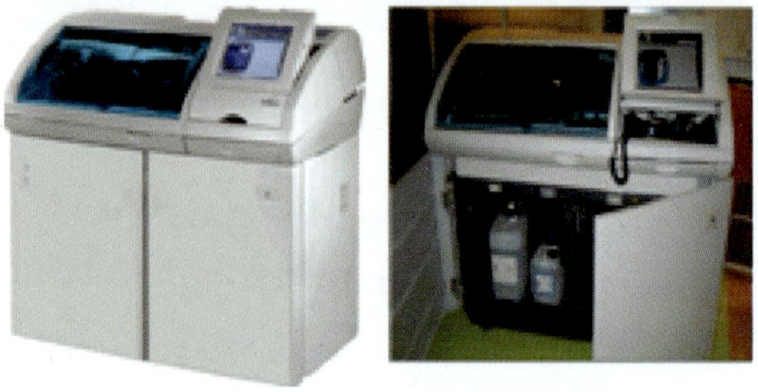

VIDIA

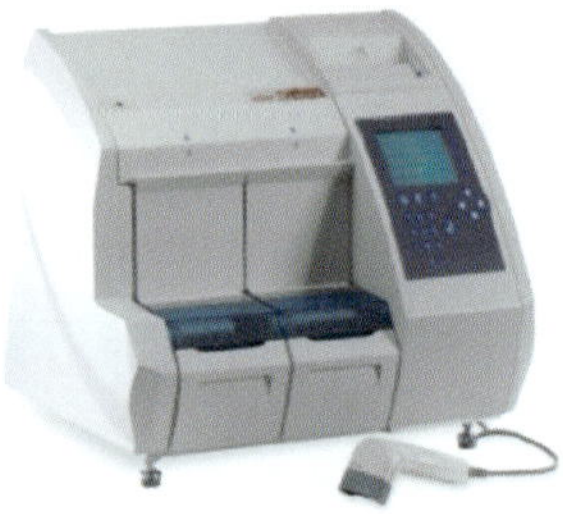

Mini-vidas

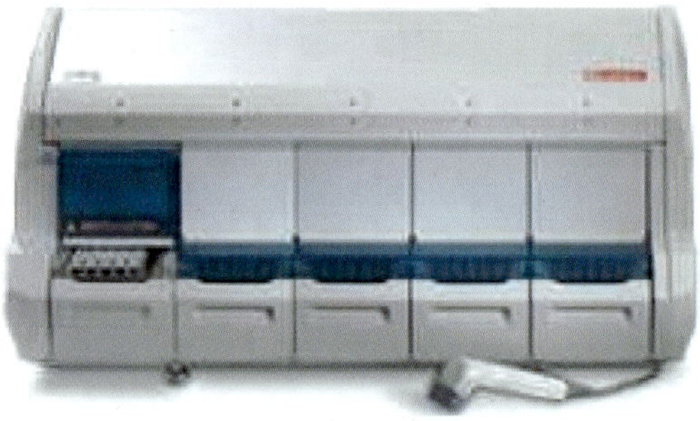

VIDAS

대표적인 다항목 자동면역분석기(Table type) II

1) 실습기관에서 사용하는 장비와 검사원리는?

2. Widal 검사(slide)

1) Widal 검사목적?

2) Widal 검사원리?

3) Widal 검사방법?

4) Widal 검사의 임상적 의의

5) 검사 시 주의사항

3. Cold agglutinin 검사

1) 검사원리

혈청내의 한냉응집소(cold agglutinin)는 냉장온도(4℃)에서 사람 O형 혈구와 반응하여 응집을 일으킨다.

2) 준비물: 0.85% 식염수, 사람 O형 혈구: 2% 부유액, 37℃ 항온기, 시험관: Kahn tube 10개, 혈청용 피펫(300μ L용), 4℃ 냉장고, 응집판독판(agglutination viewer)

3) 검사법

① 검체는 접수 후 즉시 채혈된 시험관을 37℃에서 2시간 항온 후 혈청을 분리한다.
(혈청분리 - 37℃)

② 10개의 시험관을 준비하고 다음과 같이 계단 희석(serial dilution) 한다.

	①	②	③	④	⑤	⑥	⑦	⑧	⑨	⑩*
0.85% 식염수:	300		〃	〃	〃	〃	〃	〃	〃	〃
혈청:	300	각 희석액의 300 μL씩 연숙 배수희석								
2% 혈구부유액	300	〃	〃	〃	〃	〃	〃	〃	〃	300
최종혈청희석배수	1:4	1:8	1:16	1:32	1:64	1:128	1:256	1:512	1:1024	

*⑩번 시험관은 음성대조로 사용한다.

③ 잘 혼합한 수 호일로 막아 4℃ 냉장고에서 하룻밤 둔다.

④ 다음날 냉장고에서 꺼내어 즉시 판독한다(시험관을 기울여 혈구의 응집여부를 관찰한다.).

⑤ 37℃ 수조에 30분간 항온시켜 응집이 없어지는 것을 확인하여 보고한다.

4) 결과판독

① 혈구의 응집 덩어리가 크고, 풀어지지 않는 경우: Positive

② 혈구가 비교적 풀려 있으나, 약간의 응집덩어리가 있는 경우: Weakly Positive

③ 혈구가 곱게 흐르는 경우: Negative

* 위와 같은 기준으로 판독한 후 Weakly Positive 전 단계의 최고희석배수로 보고,

5) 실습기관에서 실습한 내용 정리하기

4. ASO 검사

1) 검사목적

2) 검사원리

Streptolysin O로 코팅된 polystyrene particle과 검체 중의 항-streptolysin O항체를 반응시켜 nephelometry의 산란광의 세기를 측정하여 농도를 알고 있는 표준물질과 비교함으로써 anti-streptolysin O 농도(IU/mL)를 측정한다.

3) 검사 방법

4) 임상적 의의

5) 검사 시 주의사항

5. VDRL 검사

1) 검사목적

2) 검사원리

비동화한 혈청으로 syphilitic reagin이 VDRL 항원과 반응한 면상반응을 현미경으로 판독한다.

3) 검사방법

(1) 준비물

환자 혈청 0.5 mL, VDRL용 항원시약(Cardiolipin, Cholesterol, Lecithin), 항원 희석액(VDRL Buffer Diluent), VDRL 슬라이드, Hamilton 주사기, 혈청용 피펫, 마이크로 피펫, 교반기, 초시계, 현미경

(2) 검사법

① 검체를 56℃에서 30분간 미리 비동화 시켜 준비한다.

② 슬라이드 각 well에 검체를 50 uL씩 분지하고 미리 조제한 항원액을 한 방울씩 떨어뜨린다.

③ 교반기를 이용하여 180 rpm에서 4분간 혼합한다.

④ 즉시 (1분이내) 현미경 100배 시야에서 판독한다.

(3) 결과판독

Non-Reactive (N): 덩어리가 관찰되지 않는 경우

Weakly Reactive (W): 작은 덩어리들이 관찰되는 경우

Reactive (R): 중등도 혹은 큰 크기의 덩어리들이 관찰되는 경우

4) 임상적의의

5) 검사 시 주의사항

6) 기타 실습내용 정리

6. RPR Card 검사

1) 검사 목적

2) 검사원리

비동화하지 않은 혈청으로 검사하여 육안으로 판단하는 간편한 검사법이다.

3) 검사방법

(1) 준비물

환자 혈청 0.5 mL, RPR Card 항원(Cardiolipin, Cholesterol, Lecithin, EDTA, Charcoal, Choline chloride), Kit 내 포함된 dispensing bottle, needle, plastic coated card, 교반기 초시계

(2) 검사법

① Ring이 그려진 card에 capillary로 serum 1방울(0.05 mL)을 떨어뜨리고 stirrer로 원안으로 넓게 편다.

② 항원부유액을 살며시 잘 섞은 후 분주용 병에 침을 꽂고 수직으로 반응 card에 떨어뜨린다.

③ 교반기에 card를 올려놓고 100±2 rpm, 8분 교반시킨다.

④ 즉시 육안 판독한다.

(3) 결과판독

4) 임상적의의

5) 검사 시 주의사항

6) 기타 실습내용 정리

7. CRP 검사

1) 검사목적?

2) 검사원리?

3) 검사방법 ?

4) 임상적 의의

5) 검사 시 주의사항

8. RA 검사

1) 검사 목적

2) 검사원리(RF)

Human γ-globulin과 면양에서 얻은 anti-human γ-globulin의 antigen-antibody complex로 코팅된 polystyrene particle과 검체중의 RF가 반응하여 응집된 정도를 nephelometry의 산란광의 세기로 측정하여, 농도를 알고 있는 표준물질과 비교함으로써 RF (Rheumatoid factor) 농도(IU/mL)를 측정한다.

3) 검사방법?

4) 임상적 의의

5) 검사 시 주의사항

9. 임신반응 검사

1) 검사목적?

2) 검사원리?

3) 검사방법?

4) 임상적 의의

5) 검사 시 주의사항

10. 간염 항원검사

1) 정성검사

2) 정량검사

3) 흡수 시험법

4) Chemiluminescence Microparticle Immunoassay (CMIA) 검사원리

검체와 항원(또는 항체)이 부착된 paramagnetic microparticle을 1단계로 반응 시키면 항원(또는 항체)이 있을 경우 결합한다. 결합하지 않은 물질은 세척하여 제거되고 2단계로 acridinium-labeled conjugate를 가하면 1단계에서 결합된 복합체에 다시 결합이 되고 결합되지 않은 물질은 세척하여 제거한다. 여기에 pre-Trigger와 Trigger용액을 reaction mixer에 가하여 chemiluminescence 반응을 relative light unit(RLUs)로 측정함으로써 항원(또는 항체)을 검출하는 화학발광면역측정법이다.

5) 기타

11. ANA 검사(간접면역 형광 항체법)

1) 검사목적?

2) 검사원리?

3) 검사방법?

4) 임상적 의의

5) 검사 시 주의사항

12. Cryoglobulin 검사

1) 검사목적

2) 검사원리

혈청을 냉장온도 (4℃)에서 항온시켰을 때 한냉 글로불린은 혼탁한 응집을 보이며 침강물을 형성하거나 gel 형태를 이룬다.

3) 검사방법

(1) 준비물: kahn tube, 응집 판독판(agglutination viewer), 37℃ 항온기, 모세관(microhematocrit용), 냉장고, 원심분리기 및 판독판

(2) 검사법

① 응고된 전혈을 37℃에서 2시간 이상 항온한다.

② 37℃에서 혈청을 분리하여 즉시 kahn 시험관에 넣고 밀봉한 후 냉장온도(4℃)에서 3일 동안 관찰하며, 시험관을 기울여서 한냉 글로불린의 형성을 매일 기록한다.

③ Cryocrit의 경우 모세관에 혈청을 넣어 모세관 틀에 세워두고 냉정온도에서 3일간 매일 관찰한다.

(3) 검사결과

4) 임상적 의의

5) 검사 시 주의사항

13. MAST 검사

1) 검사목적

2) 검사원리

Nitrocellulose 막에 코팅된 Allergen에 검체를 넣어주면 혈청 중의 IgE 항체가 코팅된 Allergen에 결합하고 결합하지 않은 혈청 성분을 제거한 후 Antibody(biotin과 결합한 후 anti-human IgE)를 첨가하면, 항원과 결합한 IgE와 복합체를 이룬다. 세척한 후 Conjugate를 (alkaline phosphates와 접합된 streptavidin) 첨가하고 반응시킨다. streptavidin이 biotin과 양성대조선에 결합하며 결합하지 않은 conjugates는 세척으로 제거한다. 기질액의 첨가로 alkaline phosphatase의 특이적 효소 발색 반응이 일어나고 스트립상(양성대조선 포함)에 침전이 생기며 완전히 건조시킨 후 RIDA X-Screen Reager로 측정한다.

3) 검사방법

(1) 준비물: 환자 혈청, MAST chamber(Inhalant panel, Food panel), washing buffer, Detector Ab(biotin conjugate anti-human IgE antibodies), Streptavidin conjugate, Substrate (bromochloroindolyl phosphate/nitro blue terazolium)

(2) 검사시행: 환자검체를 미리 반응시켜 놓고 Food panel과 Inhalant panel strip(각각 40종 allergen 사용, 일부 allergen은 Food/Inhalant에 중복된)을 결과 판독지와 대조하여 관찰한다.

(3) 결과판독: class 2 이상으로 양성으로 판독

IU/mL	class	Interpretation
> 100.00	6.0	extremely high
50.00~99.99	5.0~5.9	very high
17.5~49.99	4.0~4.9	high
3.5~17.49	3.0~3.9	significantly increased
0.7~3.49	2.0~2.9	increased
0.35~0.69	1.0~1.9	low
0.0~0.34	0.0~0.9	nondetectable

4) 임상적 의의

5) 검사 시 주의사항

14. CMV 항체검사

1) 검사목적?

2) 검사원리?

3) 검사방법?

4) 임상적 의의

5) 검사 시 주의사항

실습평가서

	평가 문항	예	아니오
1	열성질환검사의 종류, 원리, 검사방법, 결과 판독을 이해할 수 있다.		
2	연쇄상구균감염증검사 종류, 원리, 검사방법, 결과판독을 이해 힐 수 있다.		
3	cold agglutinin 검사원리, 검사방법 결과판독을 이해 할 수 있다.		
4	매독검사법 종류, 원리, 검사방법, 결과판독을 이해 할 수 있다.		
5	CRP특성, 검사법 종류, 원리, 관련 질환을 이해 할 수 있다.		
6	RA특성, 검사법 종류, 원리, 관련 질환을 이해 할 수 있다.		
7	HCG호르몬특성, 검사법 종류, 원리, 결과판독을 이해 할 수 있다.		
8	Virus항원, 항체의 검사방법 종류, 원리, 검사과정, 결과판독을 이해 할 수 있다.		
9	종양관련 항원 종류, 검사방법, 원리, 검사과정, 결과판독을 이해 할 수 있다.		
10	자가면역핵항체(ANA)의 개념, 특성을 이해 할 수 있다.		
11	ANA 측정법 중 간접면역형광법의 원리, 검사과정, 판독(각 pattern구분 능력)을 이해할 수 있다.		
12	Cryoglobulin 특성, 검사방법, 원리, 결과 판독을 이해할 수 있다.		
13	CMV 항체검사법 종류, 원리, 검사과정, 결과판독을 이해 할 수 있다.		
14	알레르기진단검사법 종류, 원리, 검사과정, 결과판독을 이해 할 수 있다.		
기타 소견			

실습결과 보고서

실 습 년 월 일	반(조)	학 번	이 름	실습담당

실습제목 :

학생실습 WORK SHEET

세포면역 검사실 　　　　년 　　　　월 　　　　일 (　　)요일 ~ 년 　　월 　　일 ( ) 요일

실습내용
1. 세포면역검사실 업무 이해 2. 세포분리 및 세포 수 조정 3. HLA검사 4. FACS(유세포분석기) 검사법

실습목표
1. HLA검사에 대한 정확한 이해 2. 자동화 장비에 대한 이해

세부 실습내용

1. HLA 검사

1) 검사 목적

2) 검사 원리

(1) Ficoll-Hypaque 비중용액을 이용한 림프구 분리방법

3) HLA 검사 방법

4) HLA 판독 방법: 세포 생존도(cell viability) 검사법

5) 오염된 적혈구 제거방법

6) Hemocytometer를 이용한 세포수 산정방법

2. 유세포분석기(FACS) 검사법

1) 검사목적

2) 검사원리

3) 검사 방법

4) 판도법

5) 기타

실습평가서

평가 문항		예	아니오
1	세포면역분석 시 림프구 분리를 이해 할 수 있다.		
2	세포수 조정에 따른 검사방법을 이해 할 수 있다.		
3	HLA 개념을 이해 할 수 있다.		
4	HLA 검사방법, 원리, 임상적 의의를 이해 할 수 있다.		
5	면역표지검색법의 FACS 기본원리를 이해 할 수 있다.		
기타 소견			

실습결과 보고서

실 습 년 월 일	반(조)	학 번	이 름	실습담당

실습제목 :

05

기생충학
Parasitology

기생충들은 생물학적으로 그 형태나 생활사, 숙주 체내의 감염부위 등이 서로 다르므로 기생충 검사 방법은 각 기생충과 그 감염성상에 따라서 달라진다. 그리고 기생충 검사의 특성은 다른 질환이나 어떤 검사에서처럼 간접적이나 자동적으로 쉽게 검사할 수 없으며, 기생충의 충체(성충)나 유충, 충란, 포낭형, 영양형 등을 직접 육안이나 현미경으로 확인해야만 가능하다. 기생충 질환의 진단을 위한 검사는 가능한 가검물(또는 배출물)의 종류에 따라 다양하다. 충체검사, 대변검사, 객담검사, 혈액검사, 뇨검사, 생검, 체액검사, 혈청검사 등을 수행한다. 이 중 미생물검사실에서는 충란을 확인하는 MGL법과 잠혈검사를 수행한다.

기생충학 임상실습 교육일정

항목	실습내용	교육담당자
1	1. 기생충검사 동정(잠혈검사 등)	

학생실습 WORK SHEET

기생충 검사실 년 월 일 ( )요일

실습내용

1. Formalin ether법 실습 및 기타방법 소개
2. 임상적으로 중요한 충란(보관 중) 현미경 경검
3. Fat stain 실습 및 특수염색(slide 보관 중) 경검
4. 잠혈검사 기기원리 및 실습
5. 혈액(slide 보관 중) 및 기타 검체 경검

실습목표

기생충 검사의 전반적인 검사 흐름을 이해하고 진단에 필요한 검사 방법 및 형태학적 특징을 관찰하고 분류하며 특수염색 및 분변혈색소 검사 및 기기원리를 파악하여 실무능력을 함양한다.

세부 실습내용

1. Formalin ether법 실습

2. 임상적으로 중요한 충란 현미경 경검

3. Fat stain 실습 및 특수염색 경검 요침사 경검

4. 잠혈검사 기기원리 및 실습

5. 혈액 및 기타 검체 경검

실습평가서

	평가 문항	예	아니오
1	중요 충란의 형태 및 특징을 알고 있는가?		
2	Formalin ether법의 장점 및 기타 진단에 알맞은 검사법을 숙지하고 있는가?		
3	특수염색의 필요성 및 검경이 가능한가?		
4	OC-Sensor 검사를 이해하고 원리를 파악하였나?		

실습결과 보고서

실 습 년 월 일	반(조)	학 번	이 름	실습담당

실습제목 :

기생충 검사의 체크포인트

	실습평가 항목	예	아니오
1	기생충 검사의 전반적인 업무흐름을 이해하였는가?		
2	잠혈검사에 대해 이해하였는가?		
3	MGL법에 대해 이해하였는가?		

part **4**

조직병리학
Histopathology

1. 조직검사학
2. 진단세포학

실습기간 현황

과 목	실 습 기 간	실습담당
조 직 검 사 학	년 월 일 - 년 월 일	
진 단 세 포 학	년 월 일 - 년 월 일	

01

조직검사학
Histotechnology

조직검사학은 의생명검사과학(biomedical laboratory science) 분야의 전문과목으로, 생물체 및 인체의 본질을 규명하기 위해 조직과 세포의 형태와 기능에 대한 연구분야인 세포학, 해부학, 생리학, 조직학, 병리학의 기초적인 배경과 지식을 위하여 필수적으로 요구되는 검사기술학이며, 조직화학, 면역조직화학, 분자생물학 등의 연구분야와 접목하여 in vitro에서 정상 및 병적상태에 대한 조직의 형태학적 특성과 기능을 연구하기 위해 필수적인 현미경적 표본 제작기술을 연구하는 학문이다.

조직검사학의 실습분야

1. 조직병리검사의 개요 및 검사실 안전관리
2. 시료 채취(tissue sampling): 동물실험실습의 경우
3. 일반조직검사(routine histotechnology)

1) 육안조직표본검사(gross finding and description)
2) 고정(fixation)
3) 탈회(decalcification)
4) 조직처리과정(tissue processing)
   - ① 탈수(dehydration)
   - ② 투명(clearing)
   - ③ 침투(impregnation)
5) 포매(embedding)
6) 박절(sectioning or cutting)
7) 일반염색: hematoxylin and eosin staining (H&E staining)
8) 봉입(coverslipping or mounting)

4. 동결절편검사(frozen section)
5. 조직화학염색: 특수염색(special staining)
6. 면역조직화학염색(immunohistochemical staining)
7. 전자현미경검사(electron microscopy)
8. 분자병리검사(molecular pathology)
   1) 핵산증폭검사
   2) 동종교잡반응(제자리부합법)

조직검사학 임상실습 교육일정

항목	실습 내용	교육 담당자
1	1. 조직병리검사의 개요 및 검사실 안전관리 1) 조직병리검사의 개요 2) 검사실 안전관리 규정 및 지침 3) 전기장비에 대한 안전관리 및 지침 4) 화재예방 5) 감염성 폐기물 처리에 대한 규정 및 지침 6) 화학물질 및 시약에 대한 규정 및 지침 7) 폐수처리 규정 및 지침	
2	2. 시료 채취(tissue sampling): 동물실험 실습 시 1) 실험동물에서 장기 및 조직의 채취 2) 실험동물 사체 처리	
3	3. 일반조직검사(routine histotechnology) 1) 육안조직표본검사(gross finding and description): gross workstation - 검체 종류와 기본 절취 방법 - 관찰 및 사진촬영 2) 고정(fixation) - 10% neutral buffered formalin (10% NBF) 제조 및 고정원리 3) 탈회(decalcification) - 탈회액의 제조 및 탈회원리 - 석회화된 조직 및 뼈조직의 탈회 4) 조직처리과정(tissue processing) - tissue processor (rotary and enclosed type) ① 탈수(dehydration) - ethyl alcohol ② 투명(clearing) - xylene ③ 침투(impregnation) - paraffin 5) 포매(embedding) - embedding center 6) 박절(sectioning or cutting) - 회전형박절기(rotary microtome), 부유온수조(flotation bath), 슬라이드가온기(slide warmer) 7) 일반염색: hematoxylin and eosin staining - Harris hematoxylin (regressive) 8) 봉입(coverslipping or mounting)	
4	4. 동결절편검사(frozen section) : 동결박절기(cryostat)를 보유하고 있을 경우	
5	5. 조직화학염색: 특수염색(special staining) 1) Masson's trichrome stain 2) PAS stain 3) AFB stain 4) oil red O stain (cryostat을 보유하고 있을 경우) 등	
6	6. 면역조직화학염색(immunohistochemical staining) 1) 면역조직화학의 원리 및 적용 2) 형광항체법(직접법) - 면역형광법 3) 효소항체법(간접법) - LSAB법 4) 면역조직화학염색법의 단계별 과정 - LSAB법 기준	
7	7. 전자현미경검사(electron microscopy) 1) 종류 및 원리 - 투과전자현미경(TEM)과 주사전자현미경(SEM) 2) 전자현미경 표본제작 과정	
8	8. 분자병리검사(molecular pathology) 1) 핵산증폭검사: PCR, real-time PCR 2) 동종교잡반응(제자리부합법): ISH, FISH	

학생실습 WORK SHEET

병리과 년 월 일 ( )요일

실습제목: 시료 채취(tissue sampling) - 동물실험 실습 시

실습내용	사진

학생실습 WORK SHEET

병리과 년 월 일 ( )요일

실습제목: 육안조직표본검사(gross finding and description)

<table>
<tr><th>실습내용</th><th>사진</th></tr>
<tr><td></td><td>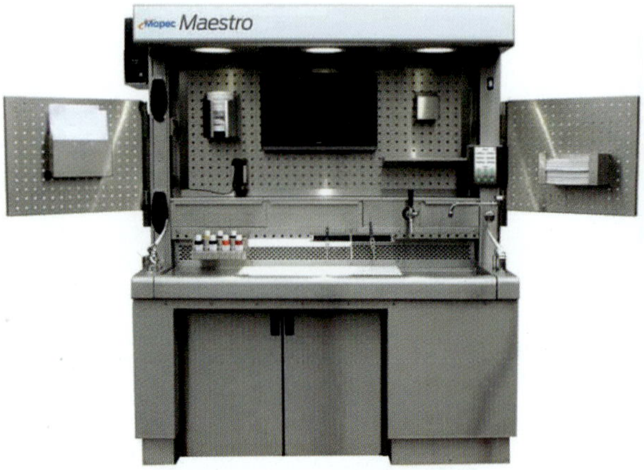

gross workstation</td></tr>
</table>

학생실습 WORK SHEET

병리과 년 월 일 ( )요일

실습제목: 조직 절취(tissue cutting or trimming)

실습내용	사진

학생실습 WORK SHEET

병리과 년 월 일 ( )요일

실습제목: 조직의 고정(tissue fixation)

실습내용	사진

학생실습 WORK SHEET

병리과 년 월 일 ( )요일

실습제목: 탈회(decalcification) - 뼈조직

실습내용	사진

학생실습 WORK SHEET

병리과 년 월 일 ( )요일

실습제목: 조직처리과정(tissue processing)

사용기기: 조직처리기(tissue processor)

1) 회전형(rotary type)
2) 폐쇄형(enclosed type)

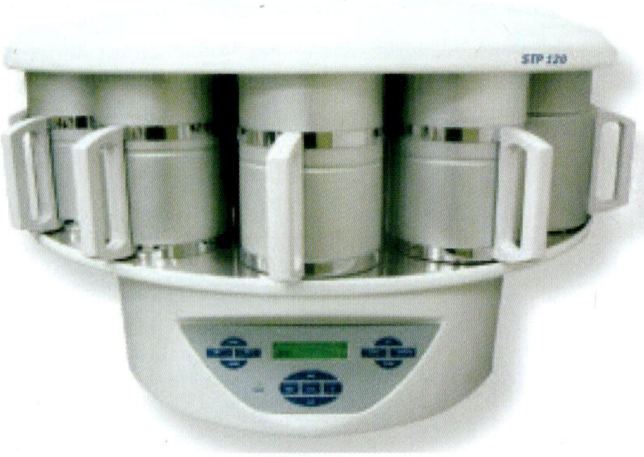

rotary type

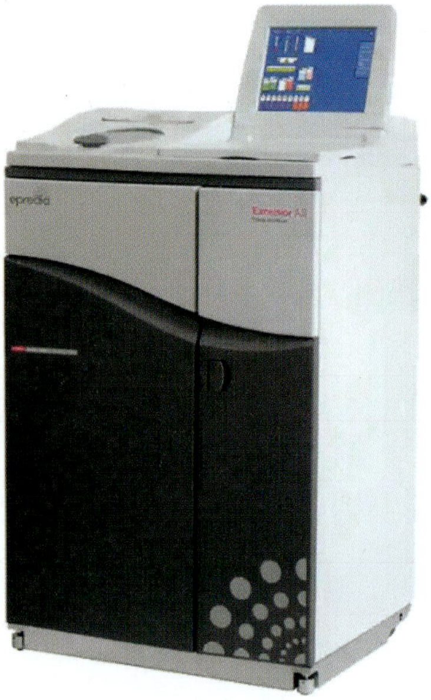

enclosed type

실습내용	사진

학생실습 WORK SHEET

병리과 년 월 일 ( )요일

실습제목: 포매(embedding)

사용기기: 포매센터(embedding center) - 파라핀 포매(paraffin embedding)

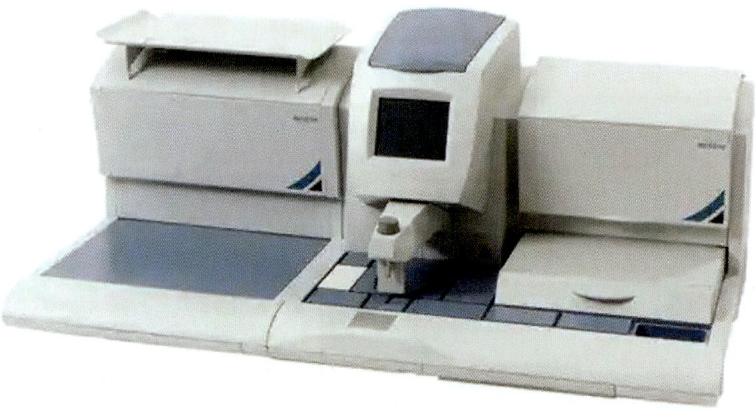

포매센터(embedding center)

실습내용	사진

학생실습 WORK SHEET

병리과 년 월 일 ( )요일

실습제목: 박절(sectioning or cutting)

사용기기: 1) 회전형박절기(rotary microtome)
2) 부유온수조(flotation bath)
3) 슬라이드가온기(slide warmer)

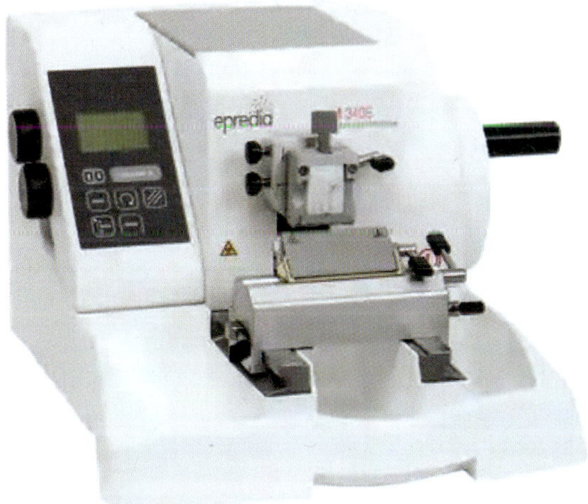

rotary microtome

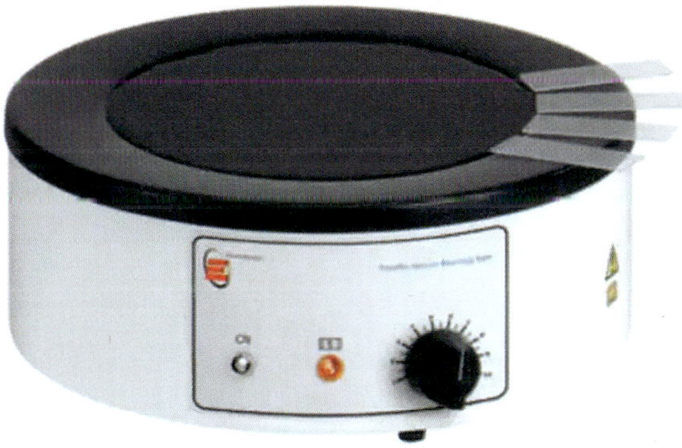

tissue flotation bath

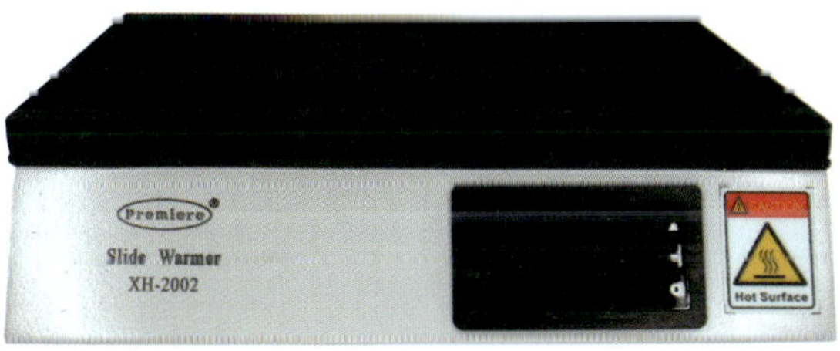

slide warmer

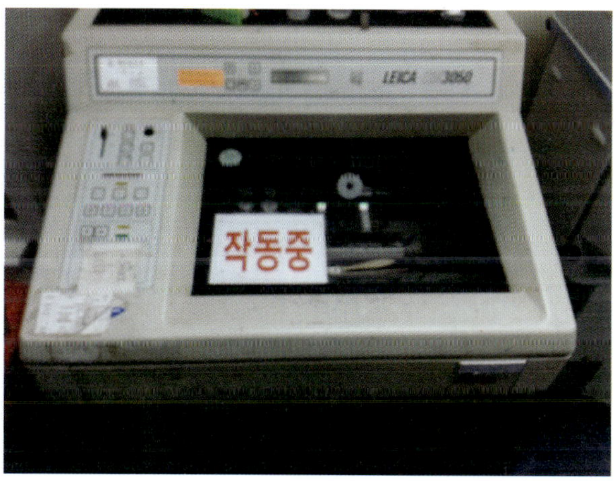

cryocut

실습내용	사진

학생실습 WORK SHEET

병리과 년 월 일 ( )요일

실습제목: 헤마톡실린-에오신 염색(hematoxylin eosin staining)

사용기기: 자동염색기(autostainer)

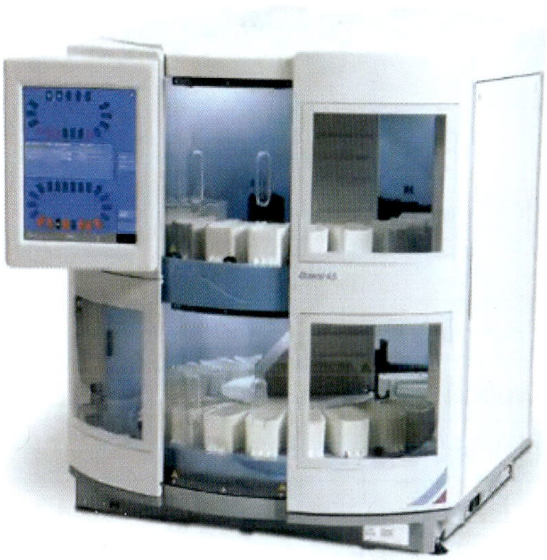

autostainer

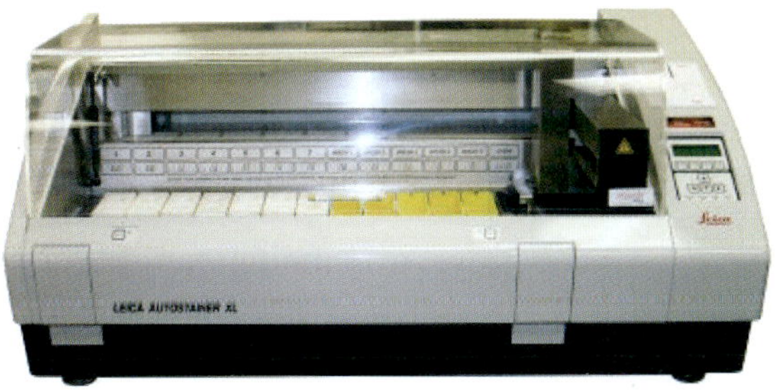

autostainer

Regressive hematoxylin and eosin staining procedure

과정	시약	단계	시간
deparaffination (dewaxing)	xylene	Ⅰ	
		Ⅱ	
		Ⅲ	
hydration	ethyl alcohol	absolute	
		absolute	
		95%	
		90%	
		80%	
		70%	
washing	rinse in running tap water or distilled water	Ⅰ	
nuclear staining	Harris hematoxylin	Ⅰ	
washing	rinse in running tap water or distilled water	Ⅰ	
differentiation	acid alcohol (1% HCl/70% ethyl alcohol)	Ⅰ	
washing	rinse in running tap water or distilled water	Ⅰ	
bluing	alkaline solution (pH 8.0 ammonium hydroxide solution or lithium carbonate solution or pH 8.2 Scott's tap water)	Ⅰ	
washing	rinse in running tap water or distilled water	Ⅰ	
cytoplasm staining	alcohol eosin	Ⅰ	
dehydration	ethyl alcohol	70%	
		80%	
		90%	
		95%	
		absolute	
		absolute	
clearing	xylene	Ⅰ	
		Ⅱ	
		Ⅲ	
		Ⅳ	
mounting	mounting medium	Ⅰ	

염색 결과(Results of stain)

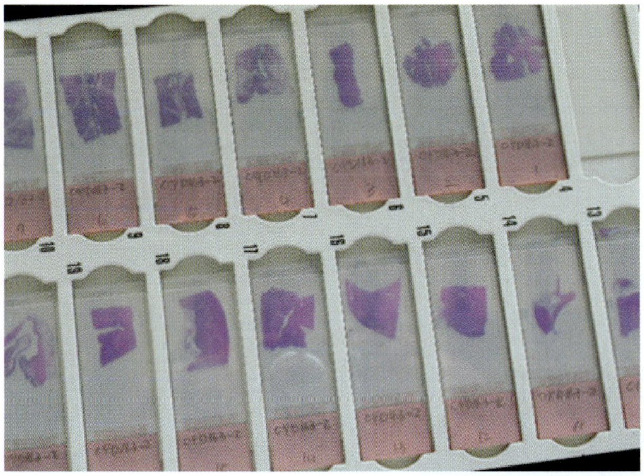

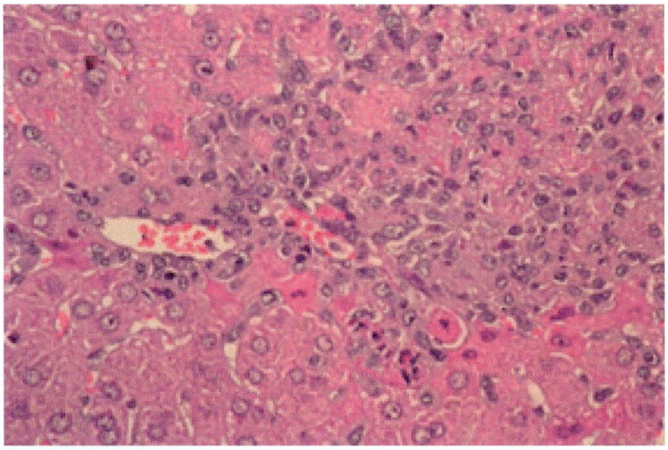

실습내용	사진

학생실습 WORK SHEET

병리과 년 월 일 ( )요일

실습제목: 봉입(mounting or coverslipping)

수동 및 사용기기: manual or automatic slide coverslipper

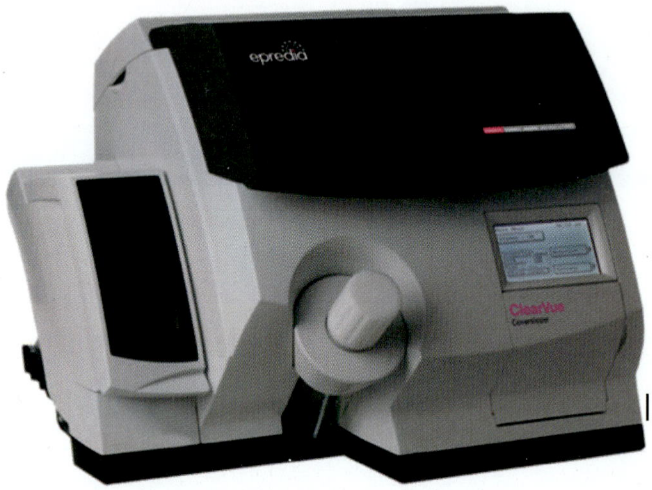

automatic slide coverslipper

실습내용	사진

학생실습 WORK SHEET

병리과 년 월 일 ( )요일

실습제목: 동결절편검사(frozen section)

사용기기: 전기냉동 동결박절기(cryostat)

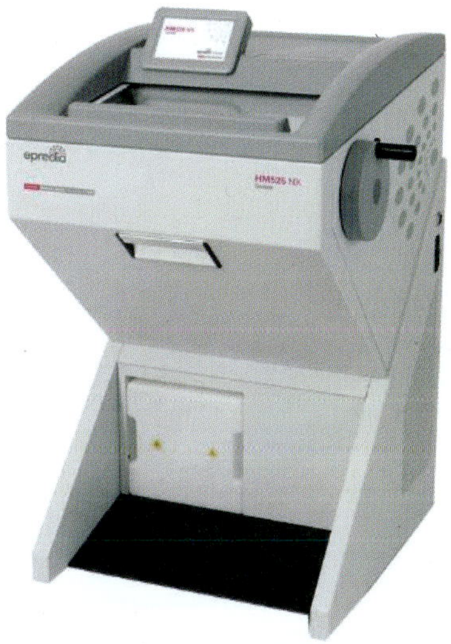

실습내용	사진

학생실습 WORK SHEET

병리과　　　　　　　　년　　　월　　　일 (　　)요일

실습제목: 특수염색(Special staining)

사용기기: 특수염색기(Special stainer)

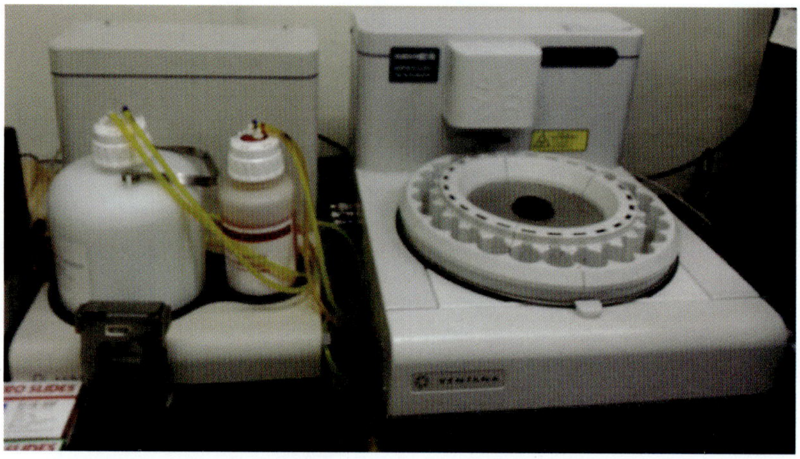

특수염색결과(results of special staining)

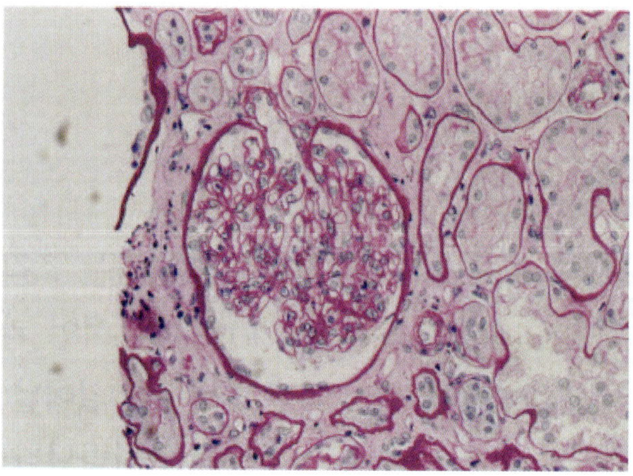

PAS (kidney, glomerulus)

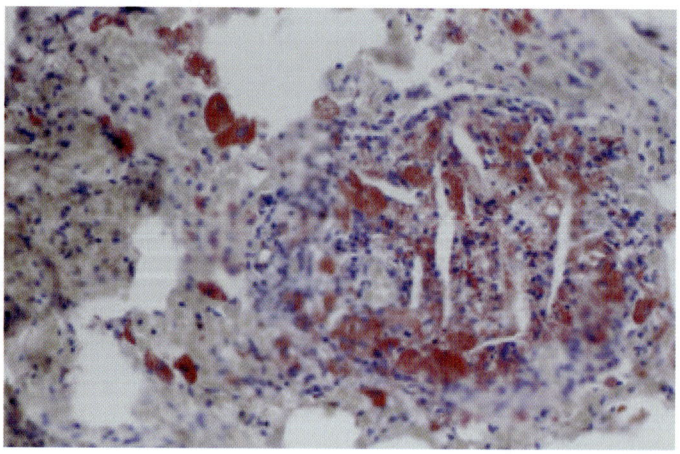

Oil red O

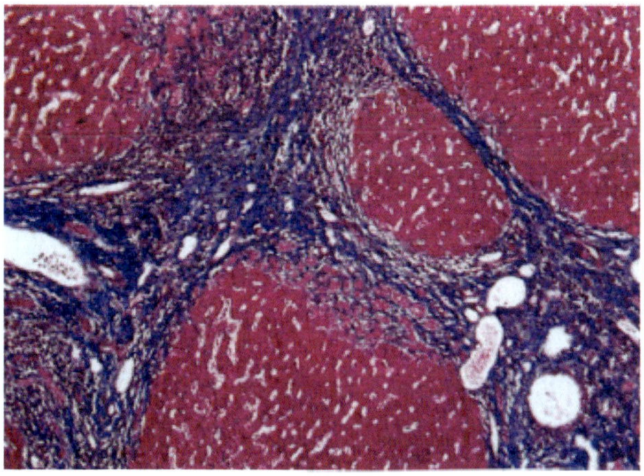

Masson's trichrome stain (liver, cirrhosis)

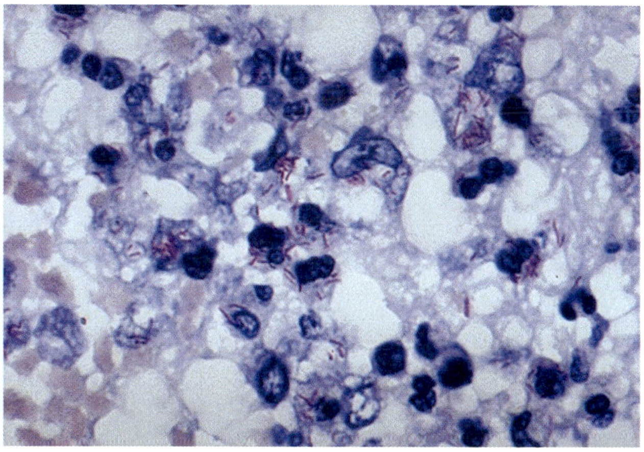

acid fast bacilli (AFB) stain

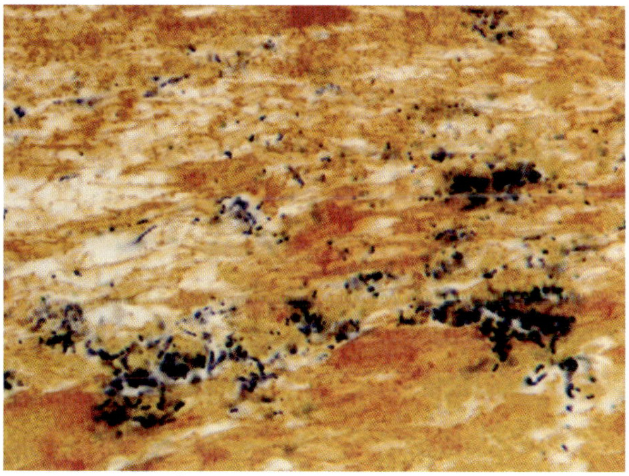

Gram stain (Brown-Brenn stain),
Gram positive cocci in chains

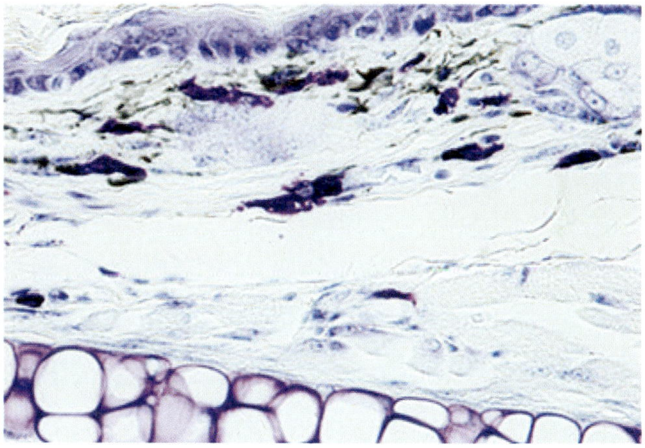

Toluidine blue stain (auricle, mast cell)

특수염색

염색순서 및 시간	결과 (사진)

특수염색

염색순서 및 시간	결과 (사진)

특수염색

염색순서 및 시간	결과 (사진)

학생실습 WORK SHEET

병리과　　　　　　　　　　년　　　　월　　　　일 (　　　)요일

실습제목: 면역조직화학염색(immunohistochemical staining)

사용기기: 수동 및 사용기기(manual or automated immunohistochemical stainer)

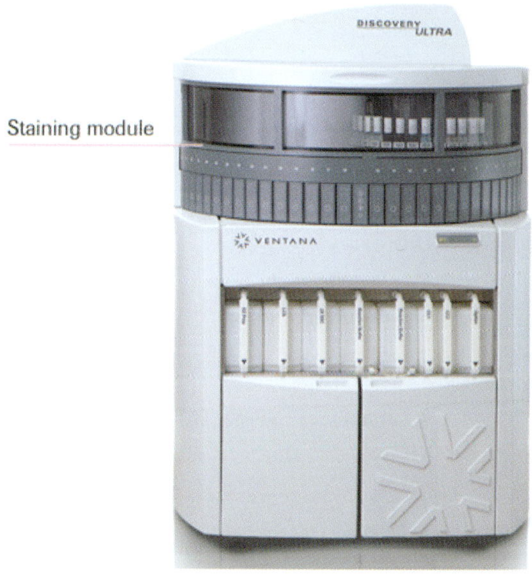

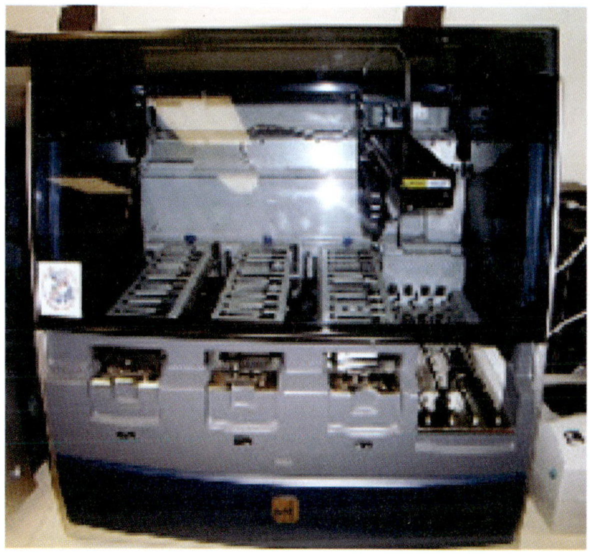

automated immunohistochemical stainer

면역조직화학염색 결과(results of immunohistochemical stain)

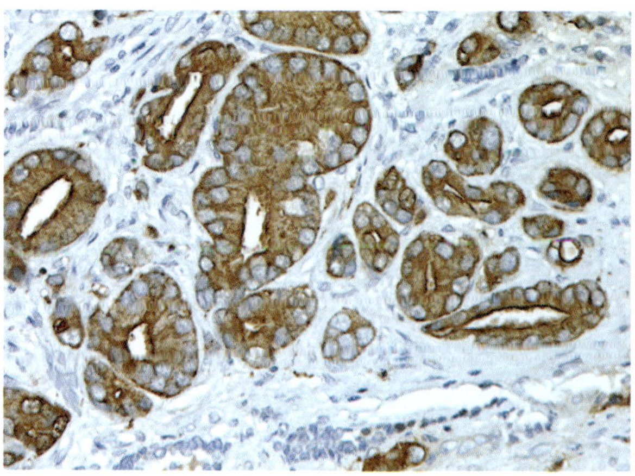

developer: DAB (prostate, LSAB)

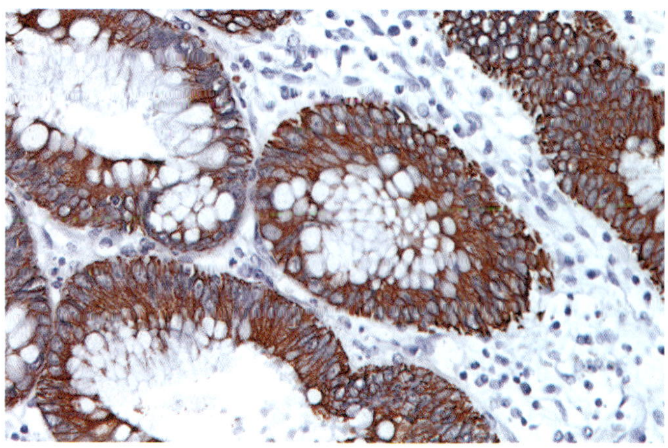

developer: AEC (colorectal carcinoma, LSAB)

염색순서 및 시간	결과 (사진)

학생실습 WORK SHEET

병리과 년 월 일 ( )요일

실습제목: 형광항체염색(Fluorescent staining)

사용기기: 자동면역염색기(Autoimmunohistochemical stainer)

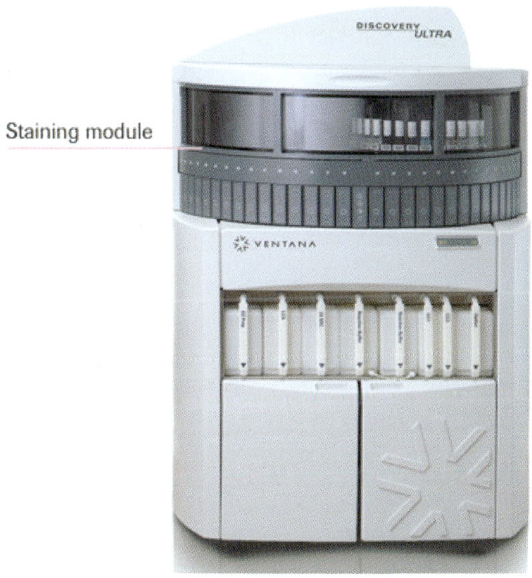

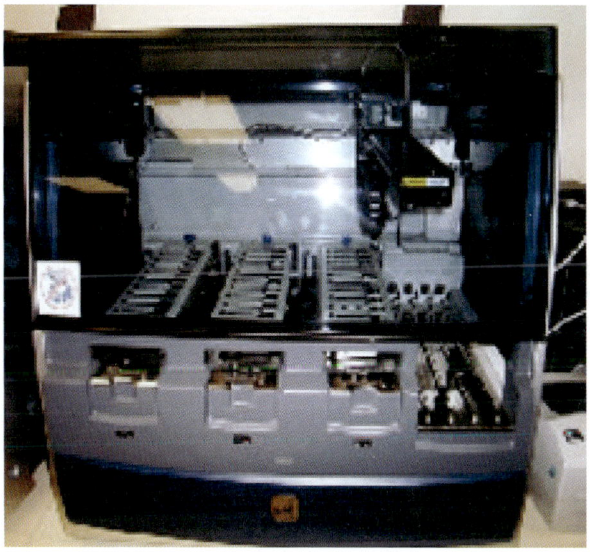

automated immunohistochemical stainer

염색결과(Results of stain)

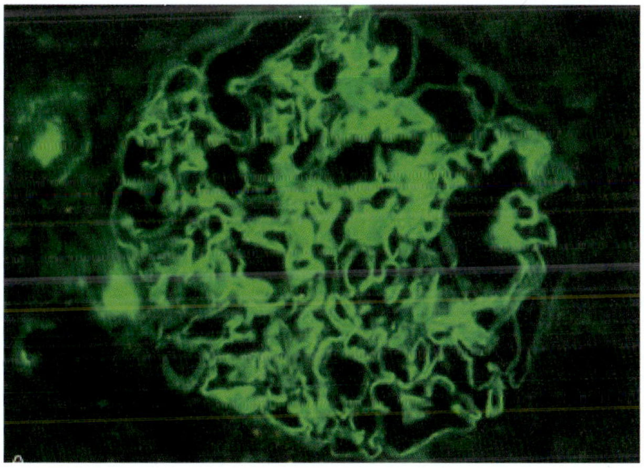

IgG immunofluorescence stain
(kidney, glomerulus) - FITC

염색순서 및 시간	결과 (사진)

학생실습 WORK SHEET

병리과 년 월 일 ( )요일

실습제목: 전자현미경검사(electron microscopy)

사용기기: 투과전자현미경(TEM)

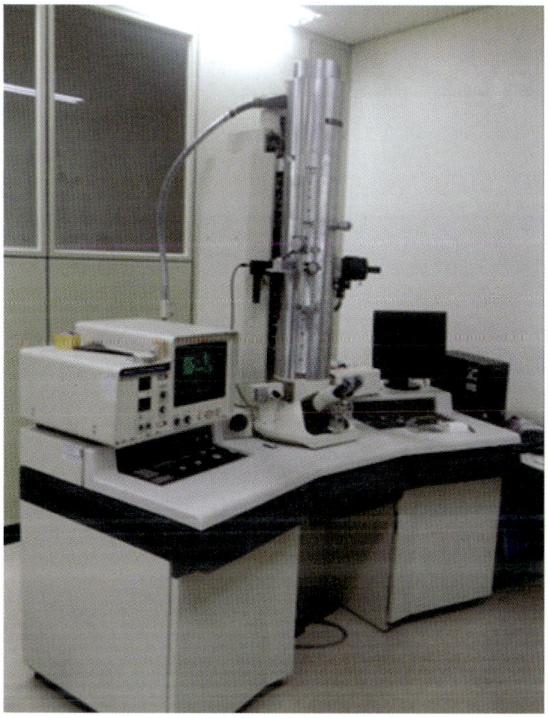

transmission electron microscope (TEM)

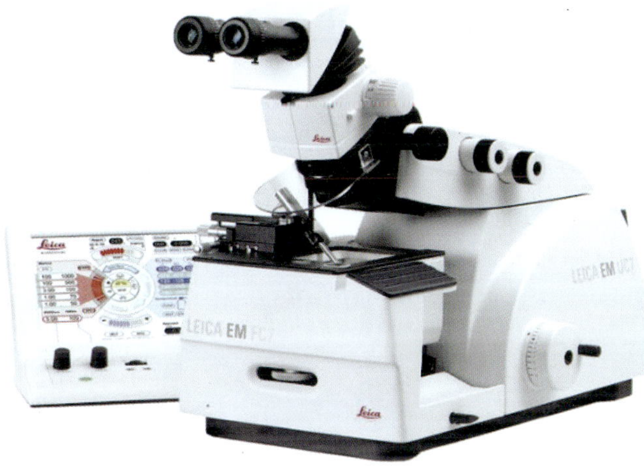

Ultramicrotome

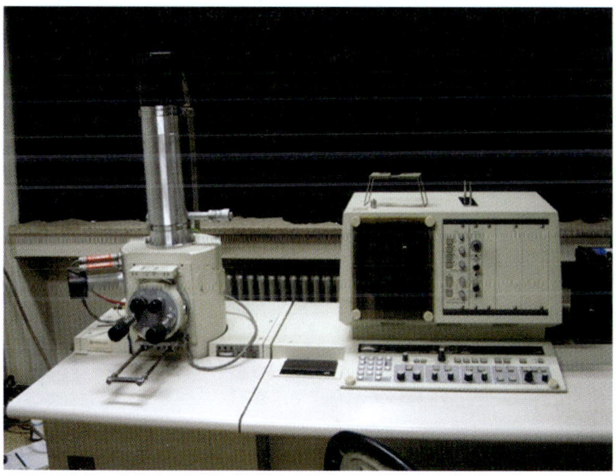

scanning electron microscope (SEM)

염색결과(Results of stain)

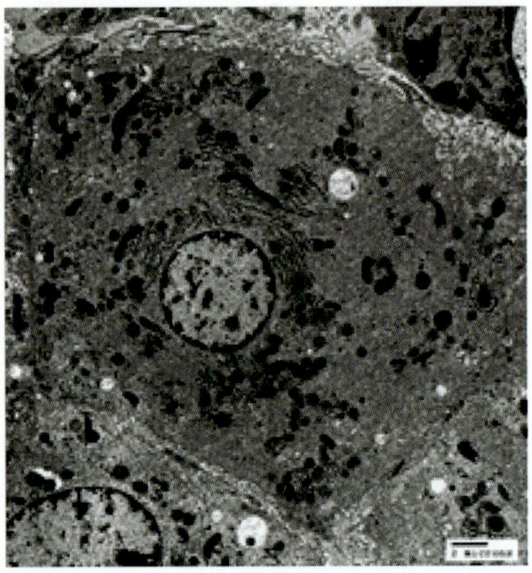

TEM

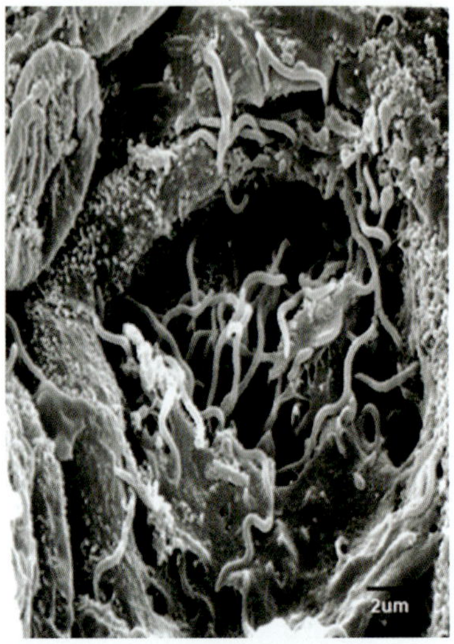

SEM

실습내용	사진

학생실습 WORK SHEET

병리과 　　　　　　년 　　　월 　　　일 (　　)요일

실습제목: 분자병리검사(molecular pathology)
　　1) 핵산증폭검사: 중합효소연쇄반응(polymerase chain reaction, PCR),
　　　　　　　　　　실시간중합효소연쇄반응(real-time PCR, qPCR)
　　2) 제자리부합법(in situ hybridization [ISH]),
　　　　형광제자리부합법(fluorescence in situ hybridization [FISH])

사용기기: 핵산증폭검사

1. PCR

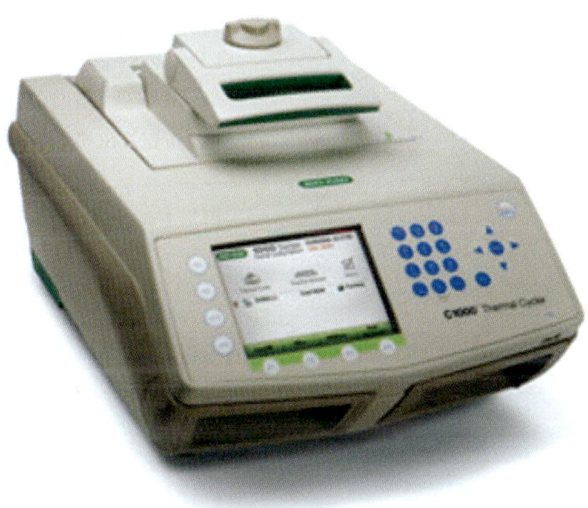

PCR thermal cycler

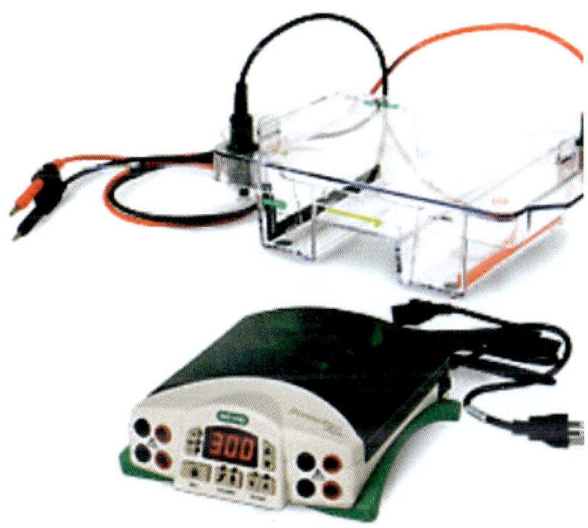

agarose gel electrophoresis system

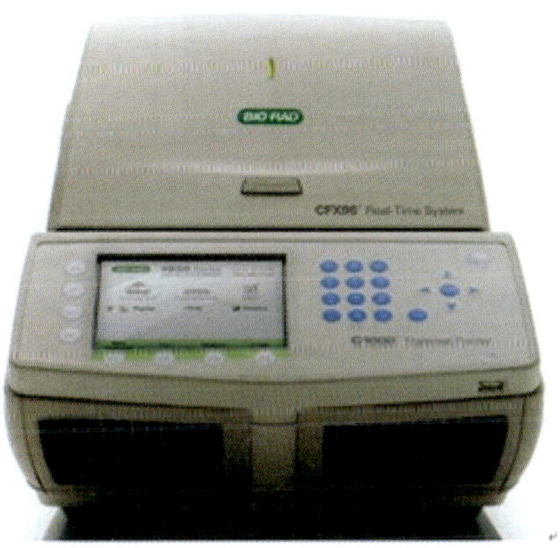

real-time PCR thermal cycler

2. ISH

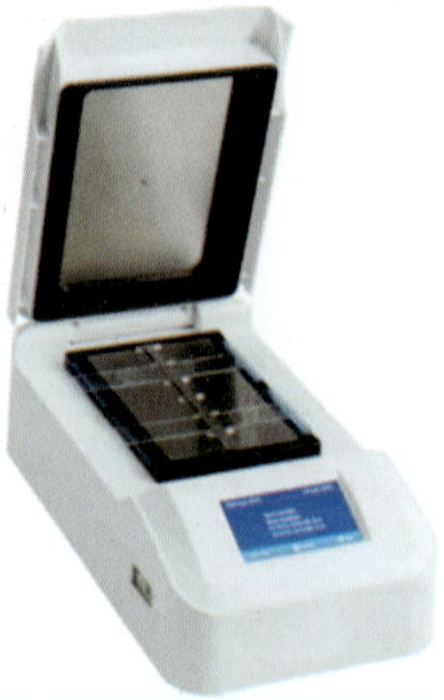

FISH or ISH analysis
hybridization system

검사원리 및 결과

1. PCR

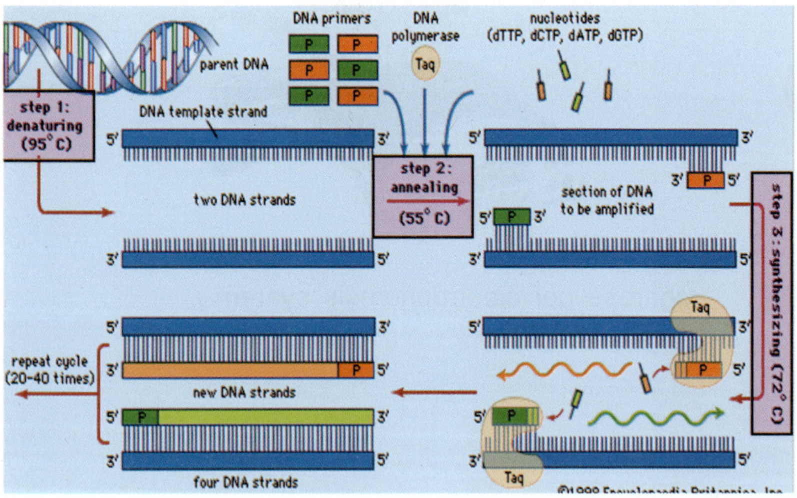

principal of PCR cycle

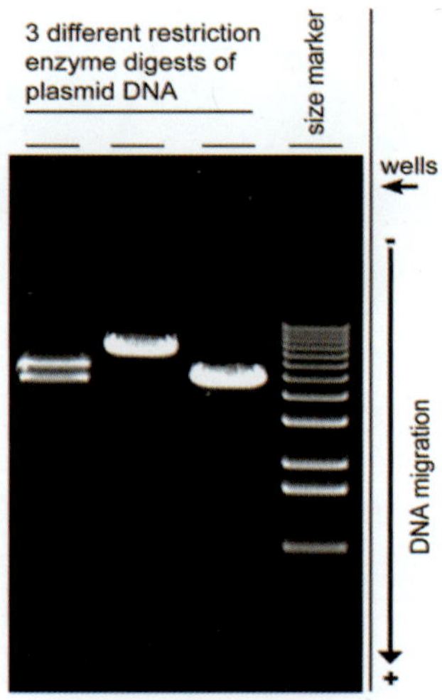

result of PCR band

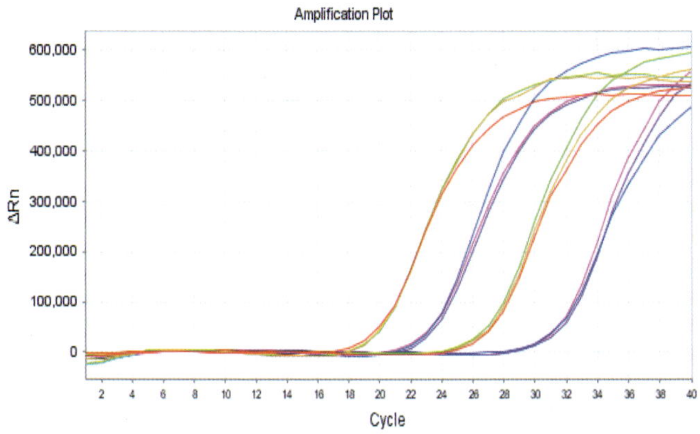

principal of real-time PCR cycle

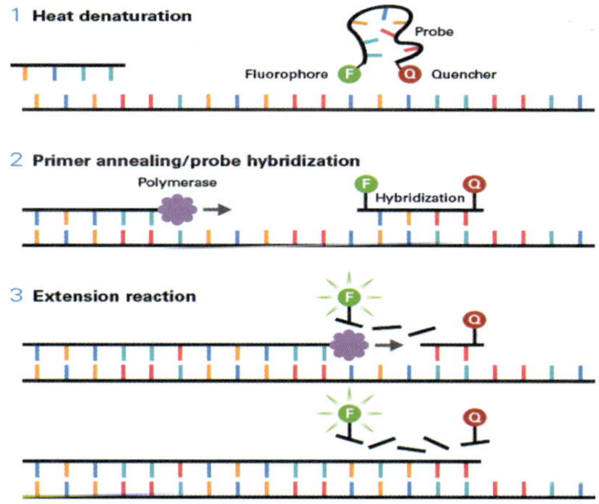

real-time PCR quantitation graph

2. FISH

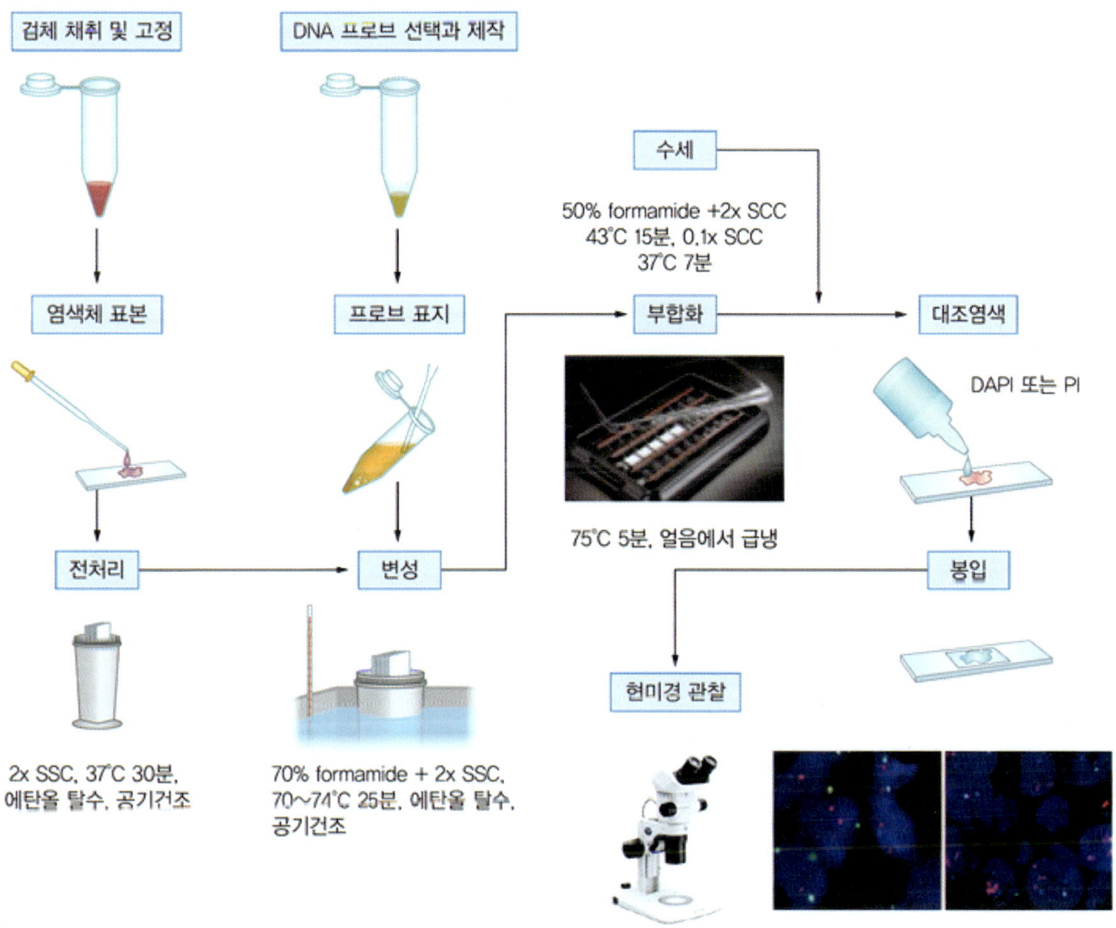

procedure and result of fluorescence in situ hybridization

실습내용	사진

실습결과 보고서

실 습 년 월 일	반(조)	학 번	이 름	실습담당

실습제목 :

조직검사학의 체크포인트

	실습평가 항목	예	아니오
1	슬라이드 표본제작을 위한 조직검사법의 전체적인 과정을 설명할 수 있는가?		
2	육안조직표본검사를 위한 장기별 조직 절취방법을 설명할 수 있는가?		
3	탈회의 원리와 방법 그리고 탈회완료시점을 설명할 수 있는가?		
4	조직처리과정인 탈수-투명-침투 과정을 설명할 수 있는가?		
5	박절기의 종류에 따른 특성을 설명할 수 있는가?		
6	일반염색인 H&E 염색에 대하여 설명하고 염색을 수행할 수 있는가?		
7	동결절편검사를 위한 목적을 설명할 수 있는가?		
8	결합조직을 증명하기 위한 염색법의 종류와 방법을 설명하고 수행할 수 있는가?		
9	다당류를 증명하기 위한 염색법의 종류와 방법을 설명하고 수행할 수 있는가?		
10	지질을 증명하기 위한 염색법의 종류와 방법을 설명하고 수행할 수 있는가?		
11	조직내 침착된 색소를 증명하기 위한 염색법의 종류와 방법을 설명하고 수행할 수 있는가?		
12	미생물을 증명하기 위한 염색법의 종류와 방법을 설명하고 수행할 수 있는가?		
13	도은법의 종류와 원리를 설명할 수 있는가?		
14	면역조직화학의 원리와 과정을 설영할 수 있는가?		
15	투과전자현미경을 표본제작과정을 파라핀 표본제작과 비교하여 설명할 수 있는가?		
16	분자병리검사를 위한 중합효소연쇄반응의 원리에 대하여 설명할 수 있는가?		
17	분자병리검사를 위한 제자리부합법의 원리에 대하여 설명할 수 있는가?		

02

진단세포학
Diagnostic Cytology

진단세포학은 세포학, 생물학, 조직학, 병리학의 여려 개념을 토대로 의학적으로 적용한 학문으로 세포소견을 기초로 질병의 진단에 초점을 두고 형태학적으로 병변의 유·무나 내용을 판정하는 병리 진단의 한 분야로써, "인체의 다양한 부위로부터 자연적으로 탈락한 세포 또는 기구를 사용하여 조직 표면이나 내부로부터 인위적으로 탈락시킨 세포를 현미경적으로 해석하는 임상 검사의학"이다.

진단세포학의 실습분야

1. 진단세포학 개론(introduction)
2. 세포학적 표본 제작(smear and staining)
3. 염색(staining) - Pap. stain
4. 부인과 세포학(gynecological cytology)
5. 호르몬 평가(hormone assessment)
6. 감염성 질환의 세포학적 진단
7. 양성 증식성 및 반응성 세포학적 진단
8. 이성형증 및 악성세포의 진단
9. TBS 진단분류

진단세포학 임상실습 교육일정

항목	실습 내용	교육 담당자
1	1. 진단세포학의 개론 1) 진단세포학의 개요 2) 조직병리학과의 비교 3) 진단세포학의 적용범위 4) 진단세포학의 임상적 의의 5) 진단세포학의 분류	
2	2. 세포학적 표본 제작 1) 부인과적 검체 채취 2) 비부인과적 검체 채취 3) 검체별 도말 방법 및 고정 4) 액상세포검사 5) 세포군집절편법 6) Papanicolaou stain	
3	3. 부인과 세포검체 1) 여성생식기의 구조 2) 호르몬세포학 3) 검경 및 진단 분류법 4) 진단분류별 특징	
4	4. 관찰 및 사진 촬영	

학생실습 WORK SHEET

병리과　　　　　　　　년　　　월　　　일 (　　)요일

실습제목: 검사물의 채취 및 도말표본 제작(specimen collection and smear)

사용기기: 1) 액상세포검사법(liquid-based cytology) - ThinPrep slide preparation system
　　　　2) 세포원심분리기(cytocentrifuge or cytospin)
　　　　3) 자동염색기(autostainer)

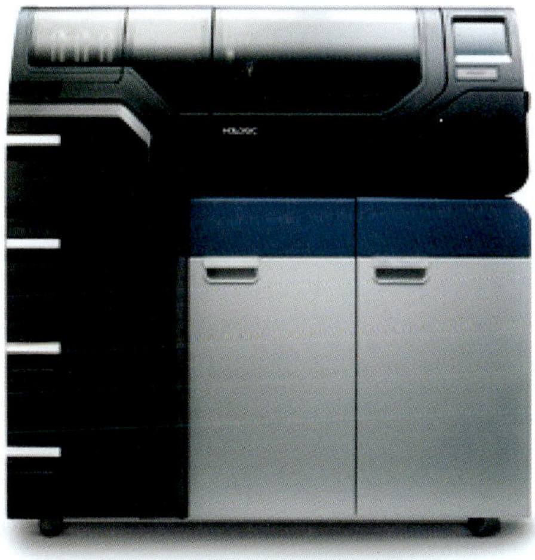

ThinPrep 5000 automatic sample preparation system

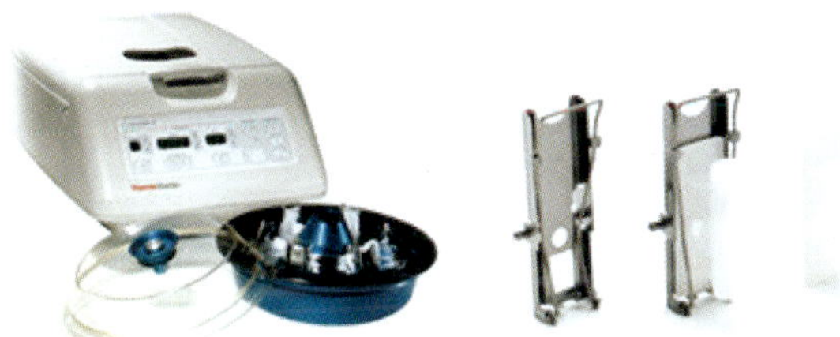

Cytocentrifuge

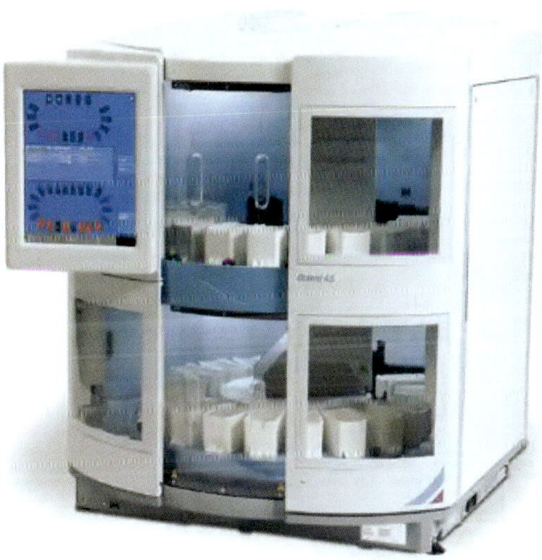

autostainer

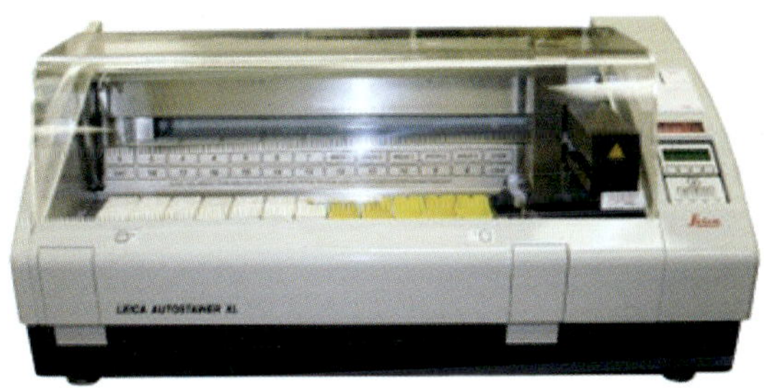

실습내용	사진

학생실습 WORK SHEET

병리과 년 월 일 ( )요일

실습제목: Papanicolaou stain (Pap. stain)

사용기기: 자동염색기(autostainer)

염색방법

1. fixation in 95% ethyl alcohol for 15~30 minutes
2. hydration in 80%, 70% and 60% ethyl alcohol for 1~3 minutes, respectively
3. washing in running tap water (or distilled water) for 1~3 minutes
4. Harris hematoxylin nuclear stain for 5~8 minutes (staining time is very variable.)
5. rinse in running tap water or distilled water for 1 minute
6. differentiation in acid alcohol (1% HCl/70% ethyl alcohol) for 3~10 seconds
7. rinse in running tap water or distilled water for 1 minute
8. blueing in alkaline solution (pH 8.0 ammonium hydroxide solution or lithium carbonate solution or pH 8.2 Scott's tap water) for 3~10 seconds
9. washing in running tap water or distilled water for 10~15 minutes
10. incomplete dehydration in 70%, 80%, 90% and 95% ethyl alcohol for 1~2 minutes, respectively
11. cytoplasm (keratinizing cell) staining in OG-6 solution for 1.5~3 minutes
12. rinse in 95% ethyl alcohol for 1~2 minutes, two times
13. cytoplasm (non-keratinizing cell) staining in EA-36 (or EA-50, 65) solution for 2.5~3.5 minutes
14. complete dehydration in 95%, absolute and absolute ethyl alcohol for 1~2 minutes, respectively
15. clearing in xylene for 3~5 minutes, four times
16. mounting with permanent mounting medium

염색결과

염색순서 및 시간	결과 (사진)

학생실습 WORK SHEET

병리과 년 월 일 ( )요일

실습제목: Giemsa's stain

사용기기: 수동 또는 자동염색기(manual or autostainer)

1. fix-slide in methnol for 10 minutes
2. air dry the slide
3. stain with diluted Giemsa's solution (1:20 with deionized water) made up fresh for 20~40 minutes
4. rinse in distilled water for 1 minute
5. air dry the slide
6. clearing in xylene for 1 minute
7. mounting with permanent mounting medium

염색결과

염색순서 및 시간	결과 (사진)

학생실습 WORK SHEET

병리과　　　　　　　　년　　　월　　　일 (　　)요일

실습제목: 세포관찰

관찰결과

Papanicolaou stain

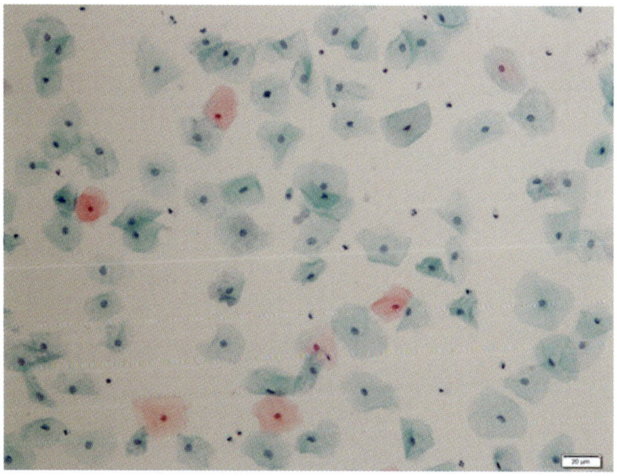

Normal vaginal epithelial cell

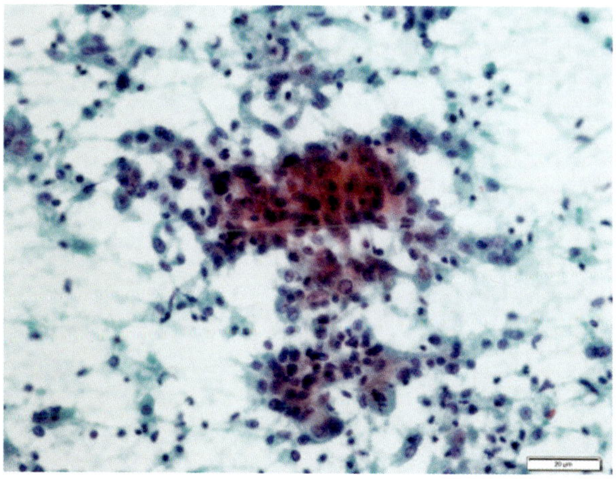

Squamous cell carcinoma of uterine cervix

Giemsa stain

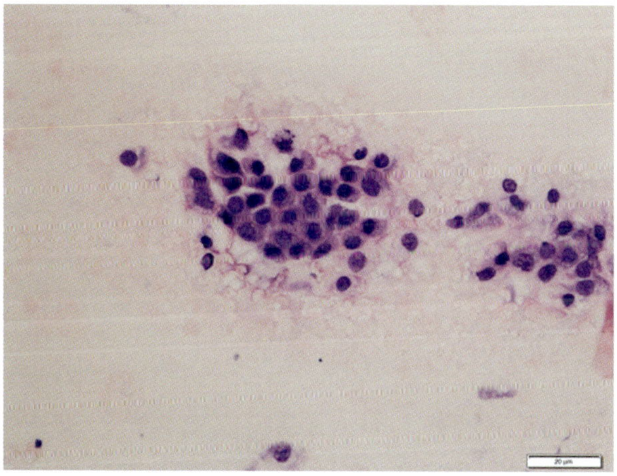

Normal stomach epithelial cell

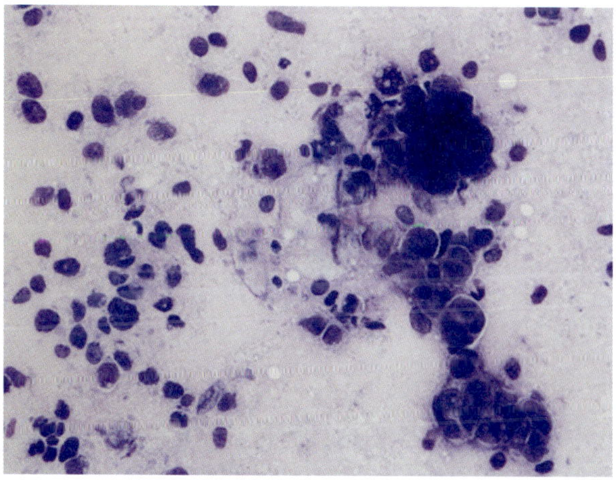

Adenocarcinoma of stomach epithelium

실습내용	사진

실습내용	사진

실습결과 보고서

실 습 년 월 일	반(조)	학 번	이 름	실습담당

실습제목 :

실습결과 보고서

실 습 년 월 일	반(조)	학 번	이 름	실습담당

실습제목 :

진단세포학의 체크포인트

	실습평가 항목	예	아니오
1	진단세포학 검사를 위한 검체의 채취방법에 대해 설명할 수 있는가?		
2	조직병리학적 검사법과 진단세포학적 검사법의 장·단점을 설명할 수 있는가?		
3	부인과 및 비부인과 검체의 처리방법에 대하여 설명할 수 있는가?		
4	검체 채취별 도말방법을 설명할 수 있는가?		
5	Papanicolaou 염색에 대한 원리와 과정을 설명할 수 있는가?		
6	상피세포에 대한 Papanicolaou 염색의 결과를 판독할 수 있는가?		
7	부인과 호르몬 판정을 위한 중층편평상피세포의 특징을 설명할 수 있는가?		
8	나이에 따라 정상적으로 도말되는 상피세포를 설명할 수 있는가?		
9	도말표본에 존재하는 병원체와 바이러스 봉입체를 판독할 수 있는가?		
10	편평화생세포에 대한 세포학적 특징을 설명할 수 있는가?		
11	저등급상피내병변과 고등급상피내병변을 판독할 수 있는가?		
12	각화성 편평세포암종에 대하여 설명할 수 있는가?		
13	세포학적 진단을 위한 분류체계를 설명할 수 있는가?		

part 5

임상생리학
Clinical Physiology

1. 순환기능검사학
2. 초음파검사학
3. 신경기능검사학
4. 호흡기능검사학 및 기타생리학적 검사

실습기간 현황

과 목	실 습 기 간	실습담당
순환기능검사학	년 월 일 - 년 월 일	
초음파검사학	년 월 일 - 년 월 일	
신경기능검사학	년 월 일 - 년 월 일	
호흡기능검사학 및 기타생리학적 검사	년 월 일 - 년 월 일	

01

순환기능검사학

순환기능 검사학은 임상생리학적 검사의 한 분야로 주로 심장을 중심으로 혈관, 혈압 등에 대한 질환들을 진단하기 위한 검사기법에 대한 학문이다. 그 중 대표적인 검사법으로 심장의 기능을 전기생리학적으로 비침습적인 방법으로 체표면에서 전위변화를 기록한 것이 심전도이다.

심전도를 측정하는 일선에 있는 검사자는 적절한 검사환경을 유지하여 심전도에 영향을 줄 수 있는 간섭사항을 최소화해야 한다. 즉 검사실의 온도 및 습도의 쾌적함, 전극의 접속 및 단선 확인, 검사침대의 적절성 및 피검자의 불안해소 등을 최소화하여 인공산물로 인한 위양성결과나 부적합한 파형이 나타나지 않도록 해야 한다. 이를 위해서 검사자는 심전도 검사의 전극부착방법뿐만 아니라 유도원리, 기록적절성 및 판독의 기초사항에 대하여 숙지하고 있어야한다. 또한, 심장을 중심으로 심전도 상에서 혈압, 심음 및 심장주기 등의 시상 상관성을 동시에 이해할 수 있어야한다.

본 단원에서는 순환기능 검사학의 대표적인 검사방법인 안정상태에서의 심전도검사법을 중심으로 운동부하 심전도, 24시간심전도(홀터)에 대하여 임상실습 학생들이 습득해야 할 기본적인 지식과 술기에 대한 학습지침을 제시하고자 한다.

순환기능 검사학의 임상분야

1. 심전도
2. 운동부하
3. 24시간 심전도(홀터) 검사

순환기능 검사학 임상실습 교육일정

항목	실습내용	교육담당자
1	**1. 일반심전도검사** 1) 심전도 파형의 구성(표준기록 조건, 파형의 특징, 정상치) 2) 심전도 전극의 부착방법 및 표준 12유도의 원리 3) 정상성인 및 소아 심전도의 특징 4) 비정상심전도의 특징(부정맥, 비대, 경색 등) 5) 심전도검사의 기록 및 주의사항 6) 심전도 인공산물의 종류(원인과 해결책) 7) 심장박동수 계측법과 전기축	
2	**2. 운동부하심전도검사** 1) 운동부하검사의 임상적 의의 2) 운동부하검사방법 3) 운동부하검사의 양성판정기준 4) 운동부하검사의 금기 및 중지기준	
3	**3. 홀터심전도검사** 1) 24시간 심전도(홀터)의 임상적 의의(정의, 목적) 2) 24시간 심전도(홀터)의 검사장치 및 유도방법 3) 기타	

학생실습 WORK SHEET

심전도(EKG) 검사실 년 월 일 ( )요일

실습내용
심전도 검사
실습목표
1. 심전도검사실의 검사환경 이해 2. 심전도검사의 기초지식(심장의 전기생리, 심장의 주기) 3. 심전도 파형의 구성(표준기록 조건, 파형의 특징, 정상치) 4. 심전도 전극의 부착방법 및 표준 12유도의 원리 5. 정상 심전도의 특징 6. 비정상심전도의 특징(부정맥, 비대, 경색 등) 7. 심전도검사의 기록 및 주의사항 8. 심전도 인공산물의 종류(원인과 해결책) 9. 심장박동수 계측법과 전기축의 이해 10. 24시간 심전도(홀터)의 임상적 의의 11. 24시간 심전도(홀터)의 유도방법 12. 운동부하검사의 임상적 의의 13. 운동부하검사의 종류와 검사법 14. 운동부하검사의 양성 판정기준과 금기 및 중지 기준 이해

세부 실습내용

1. 심전도 검사법

1) 심전도란

2) 심장의 자극전도계통에 대하여 설명하시오.

3) 표준 12유도법을 설명하시오.

4) 심전도 흉부전극부착 위치를 정리하시오.

- **V_1 :**
- **V_2 :**
- **V_3 :**
- **V_4 :**
- **V_5 :**
- **V_6 :**

5) 아래 심전도 1회 주기에서 간격과 분절을 표시하고, 시간 정상치와 임상적 의의를 정리하시오.

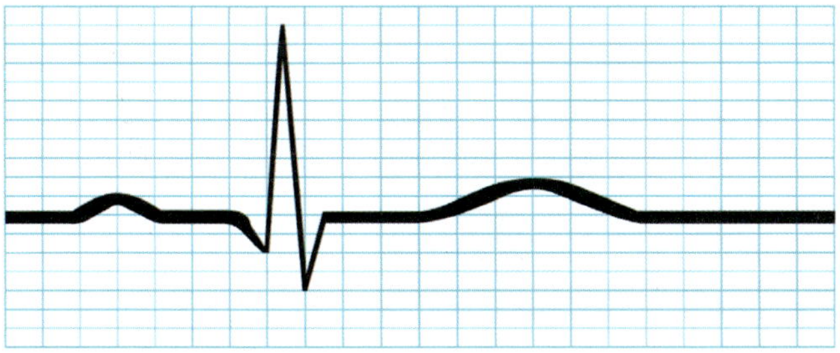

6) 아래 6방향 유도축의 그림을 참고하여 QRS 전기축 편위를 정리하시오.

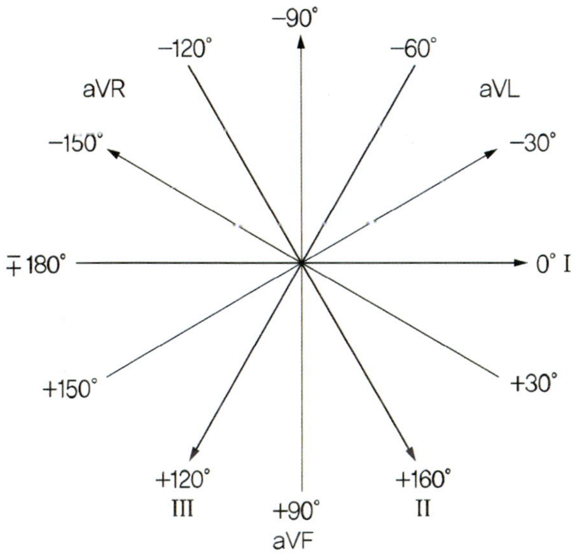

- 정상전기축 :

- 왼쪽편위 :

- 오른쪽 편위 :

- 심한 오른쪽·왼쪽 편위 :

7) 심전계와 부속품의 구성

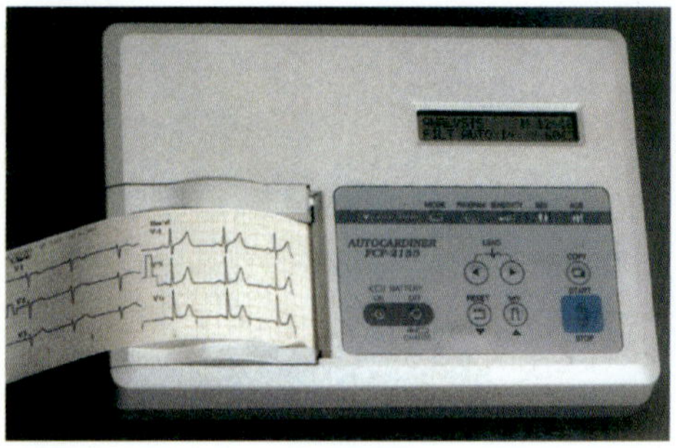

3채널 심전계

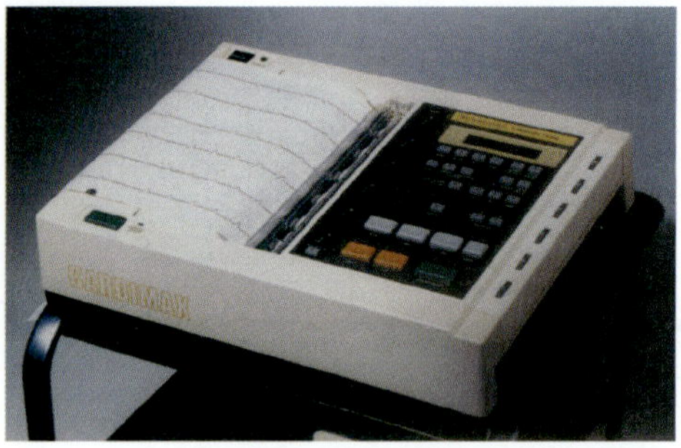

6채널 심전계

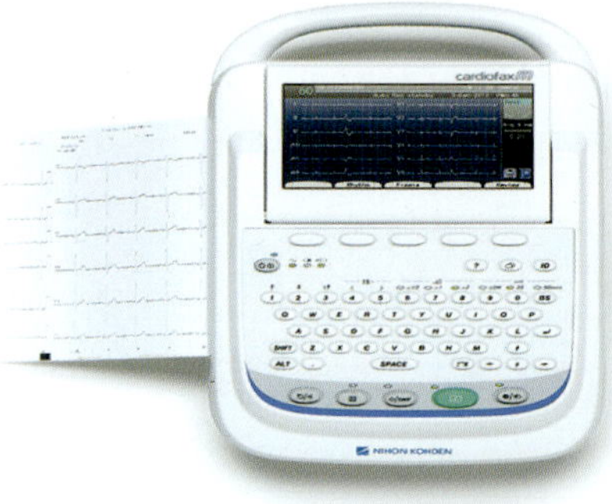

12채널 심전계

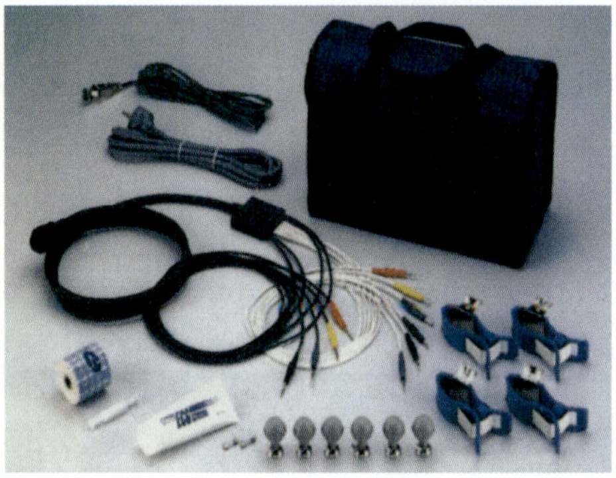

심전계 부속품

8) 심전도 검사실 환경과 검사 시 주의사항을 정리하시오.

9) 심전도의 주요 인공산물의 특징, 원인 및 해결책을 정리하시오.

- 인공산물의 정의

- 인공산물의 종류, 특징, 원인 및 해결책에 대하여 정리하시오.

인공산물의 종류	특 징	원 인	해 결 책
교류장애			
기선동요			
근 진 도			

2. 운동부하 심전도 검사법

1) 부하심전도

(1) 검사목적

2) 검사 종류

(1) 답차운동부하검사(Treadmill exercise test)의 개요

(2) 운동부하심전도 장치

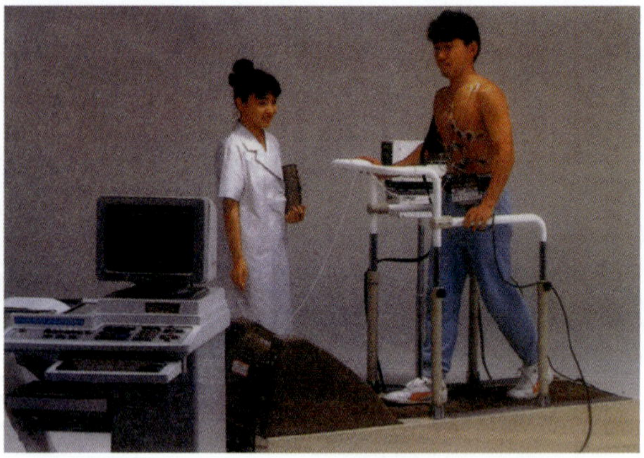

운동부하심전도장치

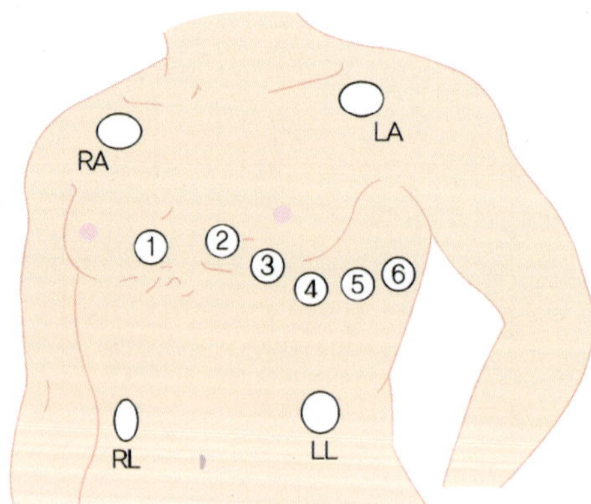

운동부하검사를 위한 전극배치

3) 검사 방법

(1) 운동부하 검사의 금기사항

(2) 운동부하 검사를 중지해야하는 경우

(3) 부하심전도 양성 판단 기준

3. 홀터 심전도 검사법

1) 홀터 심전도(Holter electrocardiography)

(1) 검사목적

(2) 검사에 필요한 기기를 정리하시오.

(3) 홀터심전도 장치

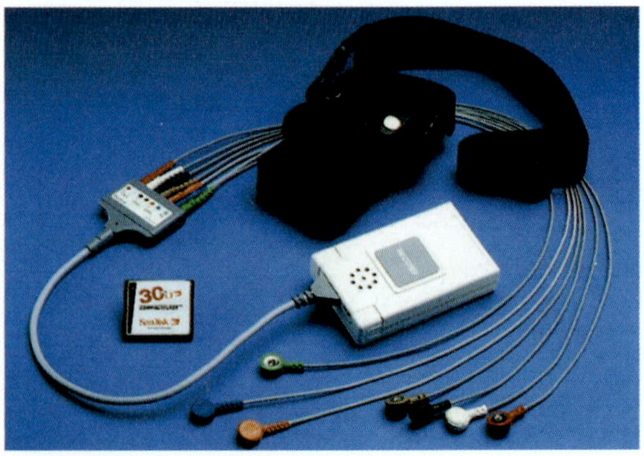

홀터심전기 기록기

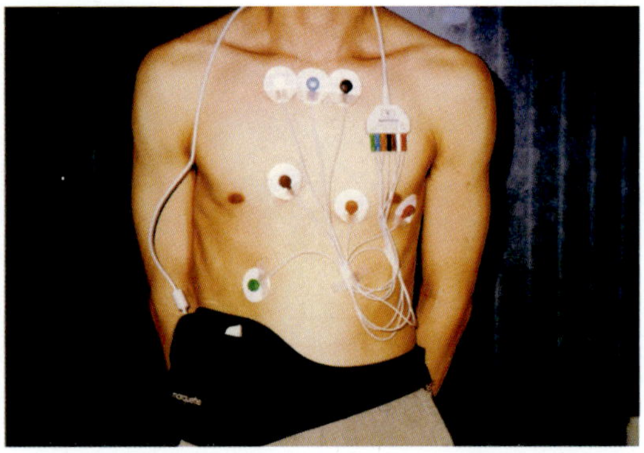

홀터심전도 전극 부착 모습

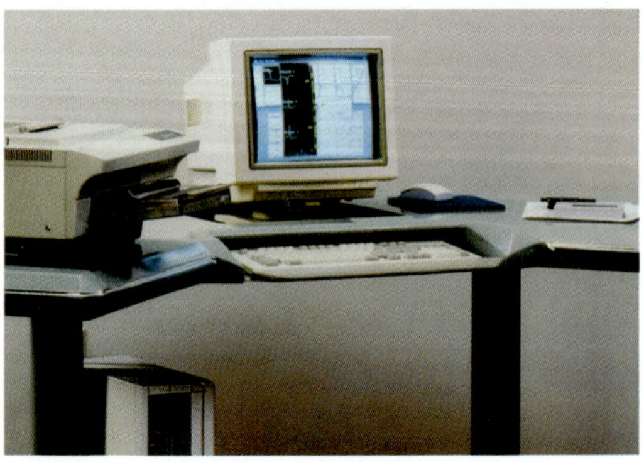

홀터심전도 분석장치

(4) 검사 방법

① 2채널 부착법

- 2 channel(modified V_5 & V_1 leads)을 사용할 경우 접지전극을 포함하여 5개의 전극을 사용
- 흉벽에 쌍극흉부유도로 유도전극 4개(RA, LA, V_5, V_1)와 접지전극 1개(RL)를 부착

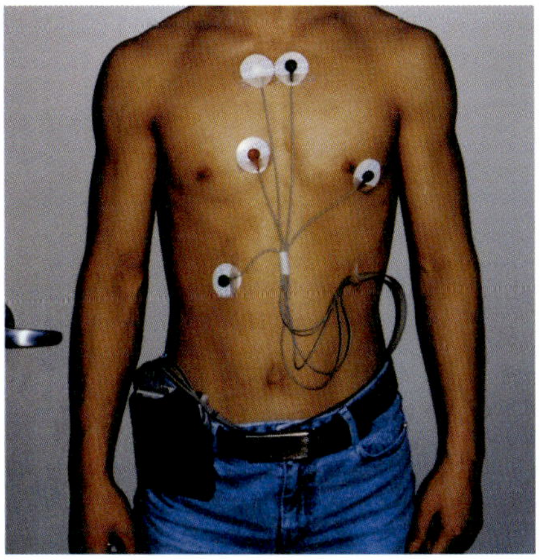

2채널 부착모습

② 3채널 부착법

- 3 channel(modified V_5, V_1, V_3 leads)을 사용할 경우 접지전극을 포함하여 7개의 전극을 사용
- 흉벽에 쌍극흉부유도로 유도전극 6개와 접지전극 1개를 부착

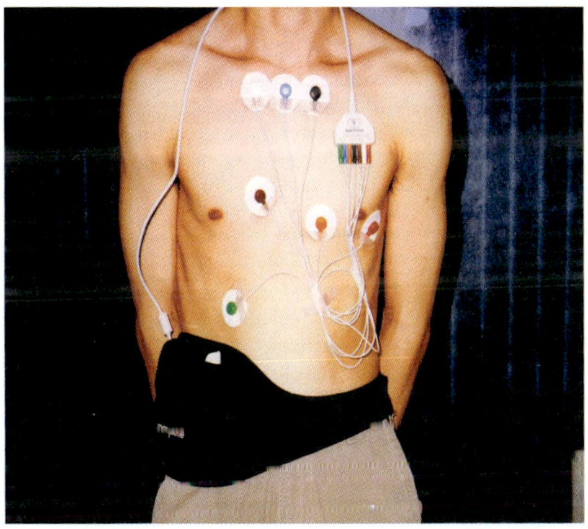

3채널 부착모습

③ 검사방법을 정리하시오.

실습결과 보고서

실 습 년 월 일	반(조)	학 번	이 름	실습담당

실습제목 :

심전도검사의 체크포인트

	실습평가항목	예	아니오
1	심전도검사의 의의 및 검사환경을 이해하였는가?		
2	심장의 주기, 심음 및 심전도 파형의 관계를 이해하였는가?		
3	심전도 파형의 구성(표준기록 조건, 파형의 특징, 정상치)에 대하여 이해하였는가?		
4	심전도 전극의 부착방법 및 표준 12유도의 원리를 이해하였는가?		
5	정상성인 및 소아 심전도의 특징을 이해하였는가?		
6	비정상심전도의 특징(부정맥, 비대, 경색 등)에 대하여 이해하였는가?		
7	심전도검사의 기록 및 주의사항에 대하여 이해하였는가?		
8	심전도 인공산물의 종류(원인과 해결책)에 대하여 이해하였는가?		
9	심장박동수 계측법과 전기축에 대하여 이해하였는가?		
10	24시간 심전도(홀터)의 임상적 의의 및 유도방법을 이해하였는가?		
11	운동부하검사의 임상적 의의 및 검사법에 대하여 이해하였는가?		
12	운동부하검사의 양성 판정기준과 금기 및 중지 기준에 대하여 이해하였는가?		

02

초음파검사학

초음파검사학은 임상생리학적 검사의 한 분야로 주로 진단용 초음파의 주파수범위인 1~10 MHz의 초음파를 생체에 투사하여 내부 장기의 구조와 기능을 평가하는 검사기법에 대한 분야이다. 그 중 대표적인 검사법으로 심장초음파검사와 뇌혈류초음파검사가 있다.

심장초음파검사학은 심장의 구조와 기능을 평가하는 방법으로 심전도 기본지식과 심장의 공간·구조적인 해부학적 지식, 심장의 주기(판막의 운동, 혈류의 이동) 등에 대한 다양한 지식을 요구한다. 뇌혈류초음파검사는 뇌의 주요 동맥의 혈류 속도를 측정하기위해 초음파를 투사하는 특정부위(검사창)에 초음파를 투사하여 혈류의 방향과 속도를 측정하는 검사법이다.

두개경유 도플러 검사는 도플러 효과를 이용하는 검사법으로 특히 뇌혈관 동맥계에 대한 해부생리학적 지식을 요구한다. 또한 검사자에 따라 측정치의 오차범위가 크고, 혈류역학적 영향인자가 많은 검사법이므로 다양한 고려와 검사술기의 노하우를 요하는 검사법이다. 본 단원에서는 이 초음파를 이용하는 이 두 가지 검사기법에 대하여 임상실습 학생들이 습득해야 할 기본적인 지식과 술기에 대한 학습지침을 제시하고자 한다.

초음파 검사학의 임상분야

1. 심장초음파 검사
2. 뇌혈류초음파 검사

초음파검사학 임상실습 교육일정

항목	실습내용	교육담당자
1	**1. 심장초음파검사** 1) 초음파 진단장치(조절장치)의 역할 2) 심장초음파검사의 검사창(장축, 단축 위치) 3) 심장초음파검사의 모드(B-mode, M-mode, D-mode 검사) 4) 심장초음파 영상과 단층법에 의한 파형 해석 5) 도플러 심초음파 6) 인공산물의 종류, 발생원인 7) 기타	
2	**2. 두개경유 도플러(TCD)검사** 1) 두개경유 도플러 검사지표 및 영향요인 2) 관자경유(경측두) 검사법 및 파형의 해석 3) 눈확경유(경안와) 검사법 및 파형의 해석 4) 뒤통수밑창(후두하창) 검사법 및 파형의 해석 5) 아래턱밑창(하악하창) 검사법 및 파형의 해석 6) 기타	

학생실습 WORK SHEET

심장초음파(UCG) 검사실　　　　　　년　　　　월　　　　일 (　　)요일

실습내용
심장초음파 검사
실습목표
1. 초음파의 성질(고주파, 저주파 초음파의 특성) 2. 초음파 진단장치(조절장치)와 인공산물 3. 심장초음파검사의 검사창(탐촉자 장축, 단축 위치) 4. 심장초음파검사의 모드(B-mode, M-mode, D-mode 초음파 검사) 5. 심장초음파 영상과 단층법에 의한 파형이해 6. 인공산물의 종류, 발생원인 및 제거법 이해

세부 실습내용

1. 초음파의 정의

2. 고주파 초음파의 특징

3. 심장초음파(Ultrasonic cardiographic, UCG) 진단장치와 각종 조절장치

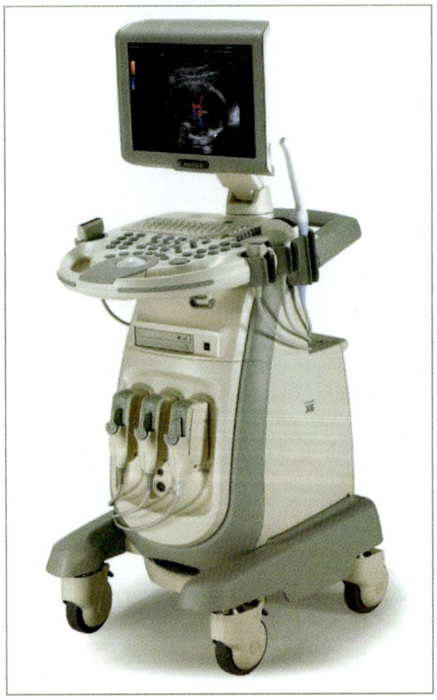

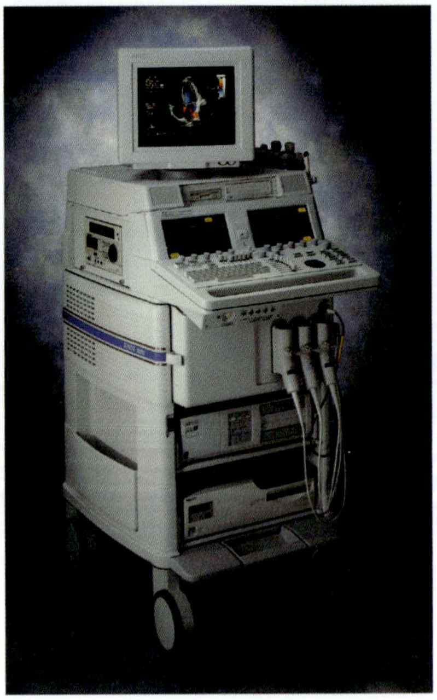

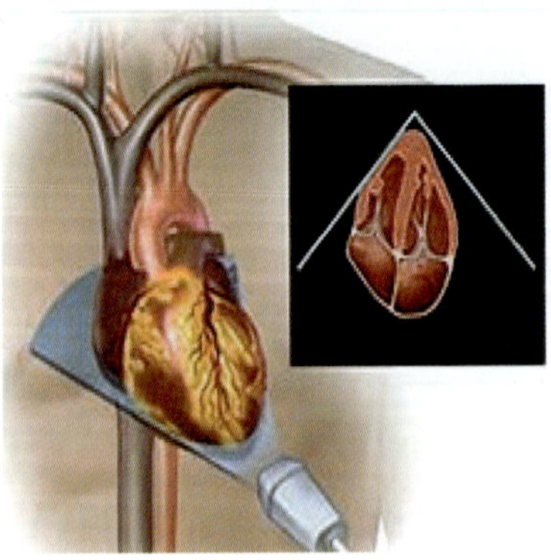

초음파 진단장치

1) 조절장치의 역할을 정리하시오.

- Gain control
- Out put
- FTC(Fast time control)
- TGC(Time gain compensation)
- Near gain
- Rejection control
- Dynamic range

4. 탐촉자(probe)의 종류

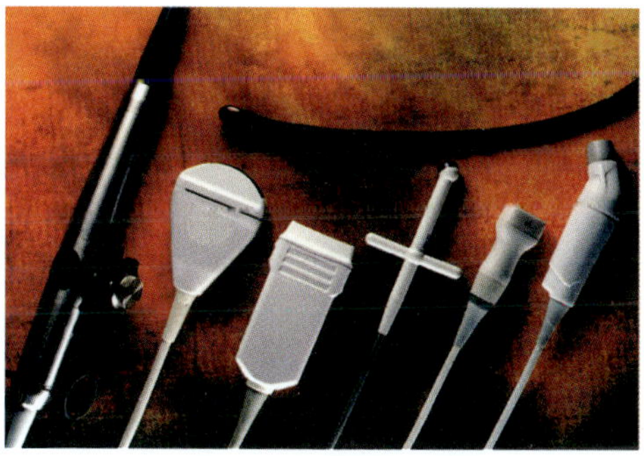

초음파 탐촉자의 종류

5. 심장초음파검사 부위를 표시한 아래 그림에서 화살표 방향의 검사창 명칭을 기입하시오.

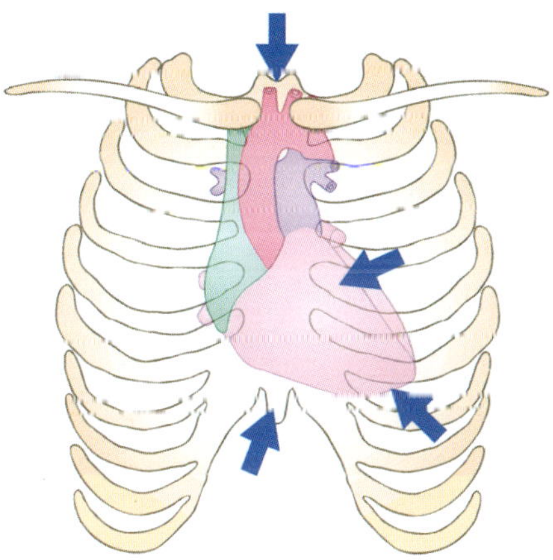

심장초음파검사를 위한 검사창

6. 다음 단면도의 특징과 관찰 가능한 심장구조에 대하여 정리하시오.

1) 복장뼈 왼쪽 주위 장축단면도(좌흉골 장축단면도, Left parasternal long axis view)

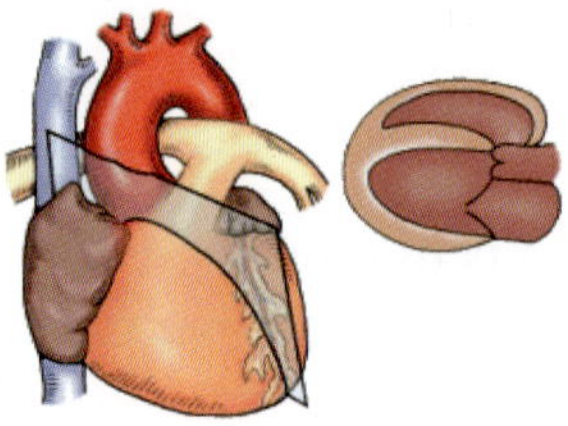

2) 복장뼈 왼쪽 주위 단축단면도(좌흉골 단축단면도, Left parasternal short axis view)

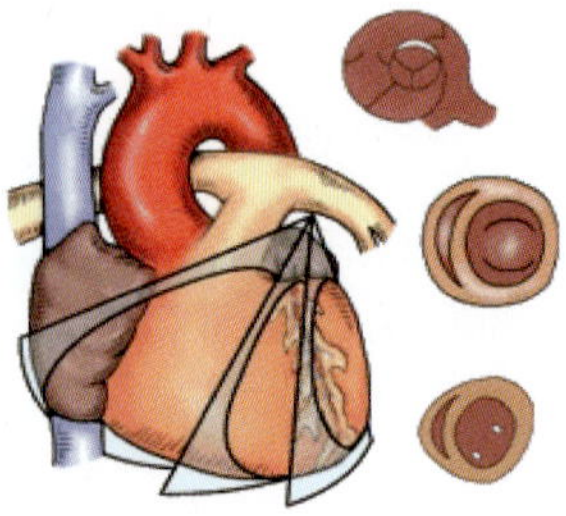

3) 심장끝 단면도(심첨부단면도, Apical view)

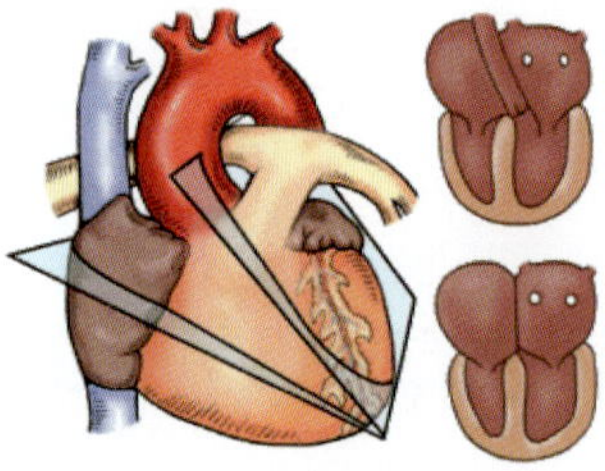

4) 갈비밑 단면도(늑골궁하 단면도, Subcostal view)

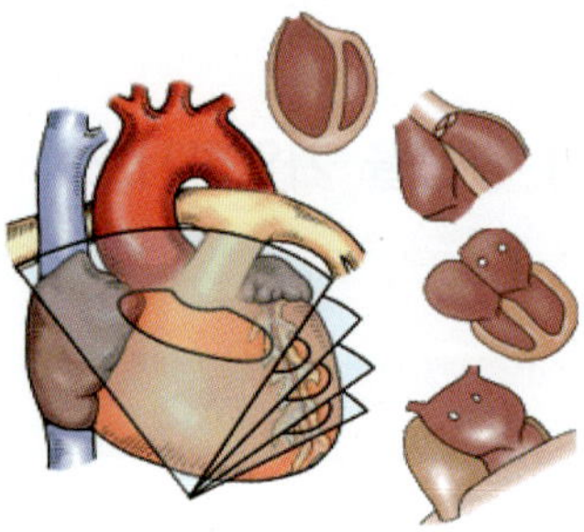

5) 복장위 단면도(흉골상와 단면도, Suprasternal view)

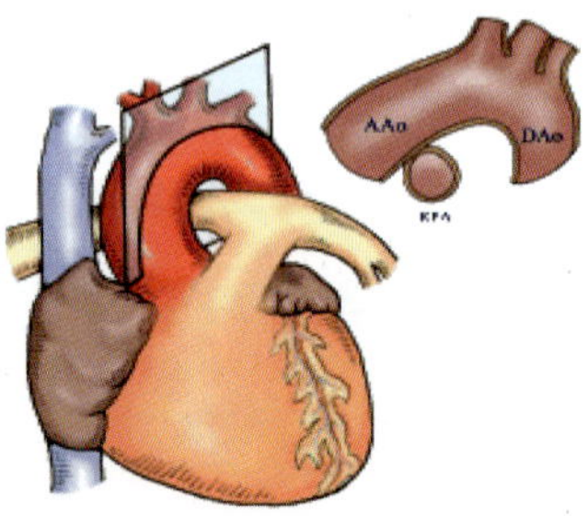

7. 심장초음파검사에서 인공산물의 종류, 발생 원인에 대하여 정리하시오.

8. 측정방법에 의한 분류

1) 펄스에코 방법(Pulse-Echo Method)

(1) A-mode

(2) B-mode

(3) M-mode

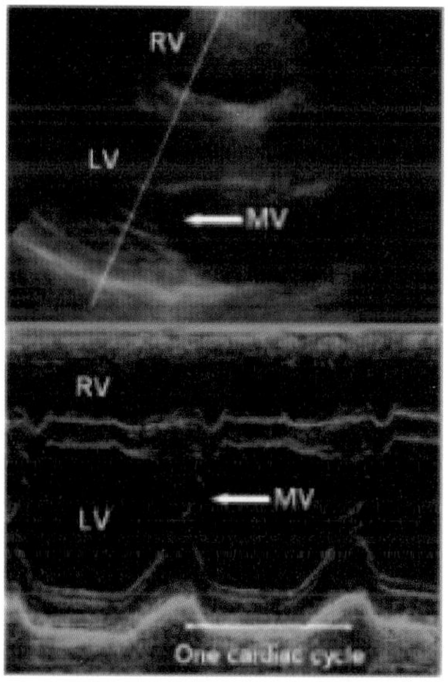

(4) 간헐파형 도플러검사(Pulsed Wave Doppler)와 연속파형 도플러검사(Continuous Wave Doppler)에 대하여 정리하시오.

실습결과 보고서

실 습 년 월 일	반(조)	학 번	이 름	실습담당

실습제목 :

심장초음파검사의 체크포인트

	실습평가항목	예	아니오
1	초음파의 성질(고주파, 저주파 초음파의 특징)을 이해하였는가?		
2	초음파 진단장치(조절장치)의 역할을 이해하였는가?		
3	심장초음파검사의 검사창(장축, 단축 위치)에 대하여 이해하였는가?		
4	심장초음파검사의 모드(B-mode, M-mode, D-mode 검사)에 대하여 이해하였는가?		
5	심장초음파 영상과 단층법에 의한 파형을 이해하였는가?		
6	도플러 심초음파에 대하여 이해하였는가?		
7	인공산물의 종류, 발생원인을 이해하였는가?		

학생실습 WORK SHEET

두개경유 도플러(TCD) 검사실　　　　　　　　　　년　　월　　일 (　　)요일

실습내용
뇌혈류 검사
실습목표
1. 두개경유 도플러 검사의 기초지식을 이해 2. 뇌혈류 검사의 측정지표를 이해 3. 뇌혈관 동맥의 해부학적 지식을 습득 4. 두개경유 도플러 검사지표 및 영향요인을 이해 5. 관자경유(경측두) 검사를 실습 6. 눈확경유(경안와) 검사를 실습 7. 뒤통수밑창(후두하창) 검사를 실습 8. 아래턱밑창(하악하창) 검사를 실습 9. 두개경유 도플러 검사결과의 판독법을 실습

세부 실습내용

1. 두개경유 도플러(뇌혈류초음파, TCD) 검사의 개요

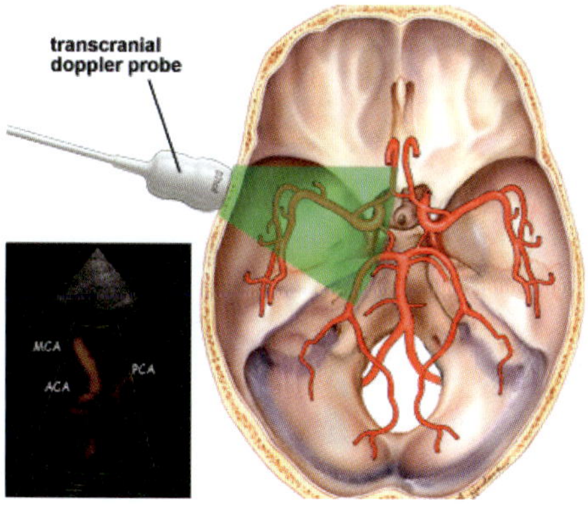

1) 검사목적 및 의의

2) 도플러효과의 원리

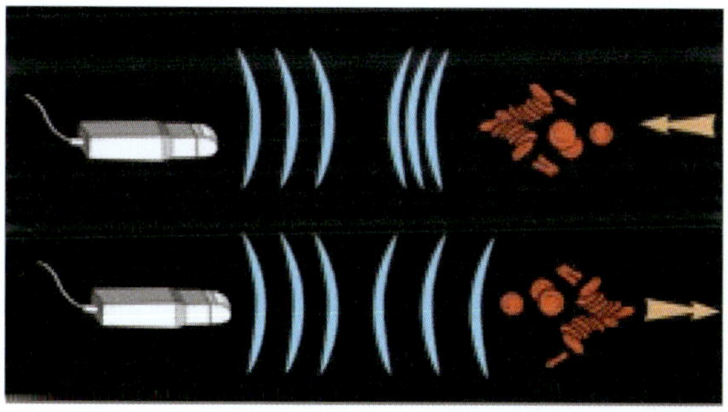

3) 뇌혈류 검사의 측정지표를 정리하시오.

2. 아래 뇌혈관 동맥계 그림을 참고하여 가 ~ 마의 동맥 명칭을 기입하시오.

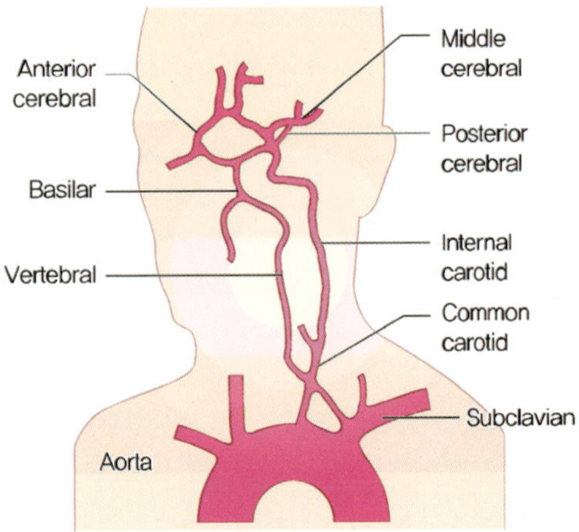

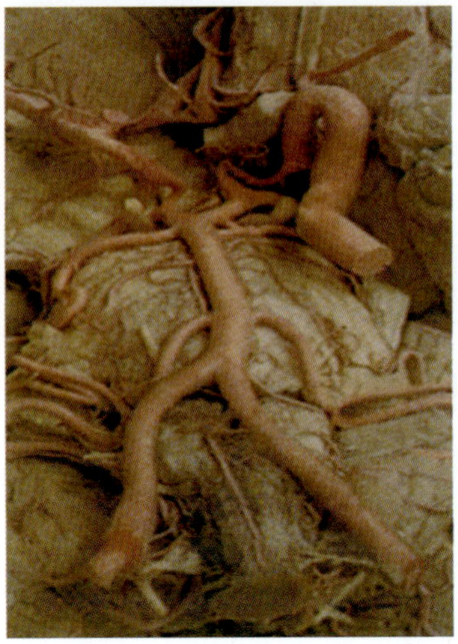

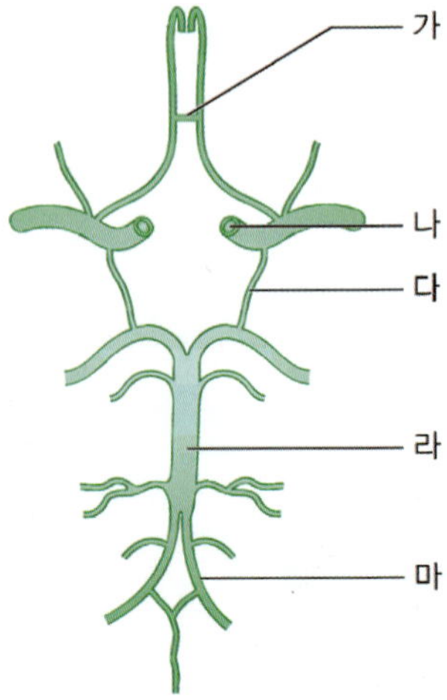

가:　　　　나:　　　　다:

라:　　　　마:

3. 두개경유 도플러 진단장치 및 탐촉자

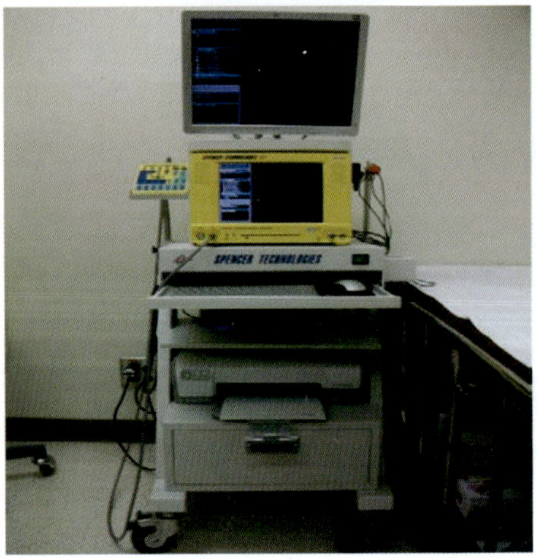

두개경유 도플러 진단장치(TCD system)

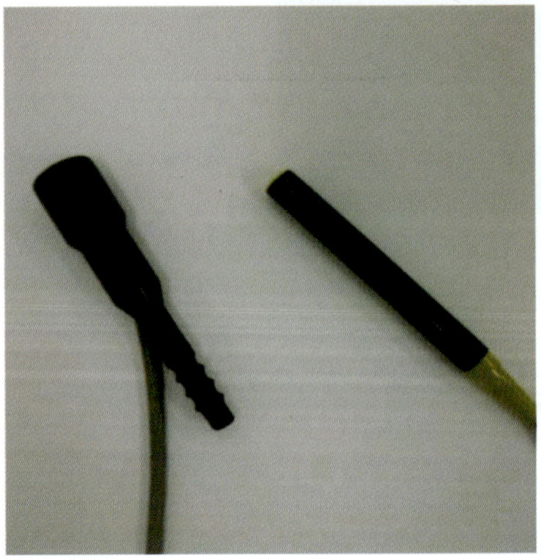

두개경유 도플러 탐촉자

4. 아래 두개경유 도플러 검사창(1~4)의 명칭과 각 위치에서 관찰 가능한 뇌동맥의 명칭을 정리하시오.

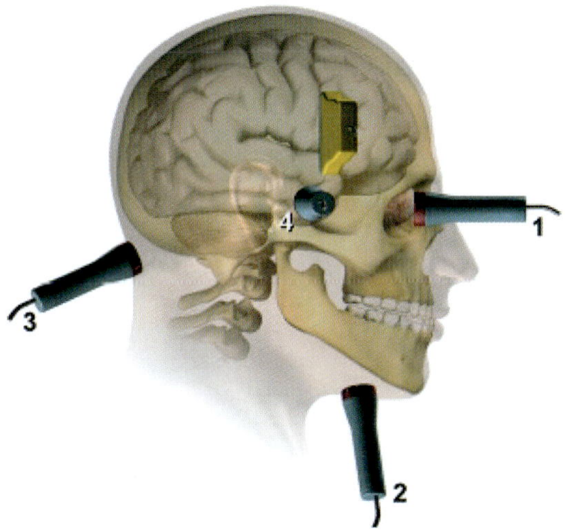

1) 1번 위치 :

2) 2번 위치 :

3) 3번 위치 :

4) 4번 위치 :

실습결과 보고서

실 습 년 월 일	반(조)	학 번	이 름	실습담당

실습제목 :

두개경유 도플러 검사의 체크포인트

	실습평가항목	예	아니오
1	두개경유 도플러 검사의 기초지식(목적, 의의, 원리, 도플러 효과)을 이해하였는가?		
2	뇌혈관 동맥의 해부학적 지식을 이해하였는가?		
3	두개경유 도플러 검사의 측정지표 및 영향요인을 이해하였는가?		
4	관자경유(경측두) 검사에 대하여 이해하였는가?		
5	눈확경유(경안와) 검사에 대하여 이해하였는가?		
6	뒤통수밑창(후두하창) 검사에 대하여 이해하였는가?		
7	아래턱밑창(하악하창) 검사에 대하여 이해하였는가?		

03

신경기능검사학

신경기능검사학의 주요 분야는 뇌파검사, 수면다원검사, 유발전위검사 및 유발근전도검사(신경전도검사) 등이 있으며 각 검사에 대한 이해를 위해서는 이론적 배경으로 신경계통의 해부생리학적 기초지식이 요구된다. 뇌파검사를 통하여 얻어지는 파형은 일반적으로 대뇌겉질 세포의 이온의 흐름에 의한 전위변화를 ㎶ 단위의 미세한 파형으로 유도하기 때문에 인공산물의 종류, 부위, 원인, 제거 등에 관하여 검사자의 역할이 특히 중요하다.

수면다원검사는 수면무호흡증이나 수면장애를 진단하기 위한 검사법으로 뇌파를 통한 수면단계의 분석을 포함하여 각종 센서의 역할과 센서 간 측정치의 통합적 해석이 필요하다. 유발전위검사는 말초신경으로부터 중추신경까지 전달되는 감각신경의 경로상의 장애를 진단하는 것으로 ㎶ 단위의 파형을 유도하므로 수백~수천 번의 평균화 과정을 거쳐야 하는 검사법이다.

신경전도검사는 말초신경의 기능을 정량적으로 평가하기 위한 검사법으로 인위적으로 mA의 전기자극을 환자에게 가하여 근육이나 신경의 활동전위를 기록하는 방법으로 임상에서는 환자에게 충분한 설명이 필요하다. 본 단원에서는 전기생리학적 원리를 이용하는 위의 검사별 기법에 대하여 임상실습 학생들이 습득해야 할 기본적인 지식과 술기에 대한 학습지침을 제시하고자 한다.

신경기능검사학의 임상분야

1. 뇌파검사
2. 수면다원검사
3. 신경전도검사
4. 유발전위검사

신경기능 검사학 임상실습 교육일정

항목	실습내용	교육담당자
1	**1. 뇌파검사** 1) 뇌파검사의 기초지식(의의, 파형, 교정곡선, 필터) 2) 뇌파 소견의 특징(정상뇌파와 비정상뇌파의 구분) 3) 소아 및 고령자 뇌파의 특징 4) 뇌파의 전극부착법(10-20 시스템)과 유도원리 5) 뇌파검사의 진행(Calibration, 부활법) 6) 인공산물의 종류, 원인 및 해결책 7) 수면뇌파와 수면의 단계 분석기준 8) 수면다원검사실 환경소개 9) 수면다원검사의 목적 및 센서의 역할	
2	**2. 근전도 및 유발전위검사** 1) 신경전도검사에 영향을 미치는 인자 2) 운동 및 감각신경 전도의 측정원리 3) 신경전도검사 파형(CMAP, CNAP)의 해석 4) 신경전도검사법의 주요 검사항목 (정중신경, 자신경, 뒤정강신경, 종아리신경, 얼굴신경, 눈깜박반사, 반복신경자극검사) 5) 근위부 신경전도 검사(후기 반응검사)의 종목과 측정법 6) 유발전위 검사법의 이해 (시각유발전위, 청각유발전위, 체성감각유발전위) 7) 유발전위검사의 임상적 의의, 측정원리 및 파형 8) 기타	

학생실습 WORK SHEET

뇌파(EEG) 검사실 년 월 일 ( )요일

실습내용
뇌파 검사
실습목표
1. 뇌파검사의 기초지식(뇌파의 기본요소) 2. 뇌파 소견의 특징(정상뇌파와 비정상뇌파의 구분) 3. 뇌파의 전극부착법(10-20 시스템)과 유도원리 4. 뇌파검사의 진행(Calibration, 부활법) 5. 뇌파의 인공산물의 종류, 원인과 해결책 6. 수면뇌파와 수면의 단계 분석 기준 7. 소아 뇌파의 특징

세부 실습내용

1. 검사개요

1) 뇌파의 정의

2) 뇌파의 기록(유도) 원리를 설명하고 아래 각 조건에서 파형의 꺾임과 그 정도를 기입하시오.

①

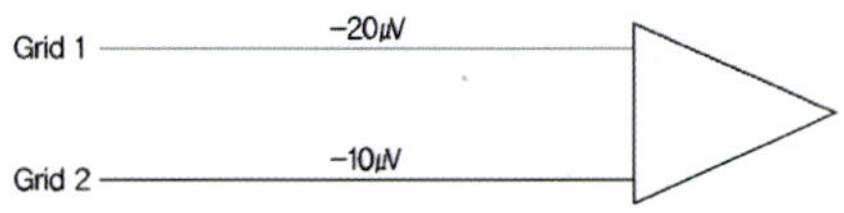

②

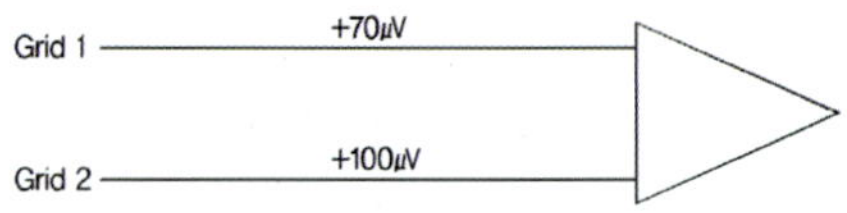

③

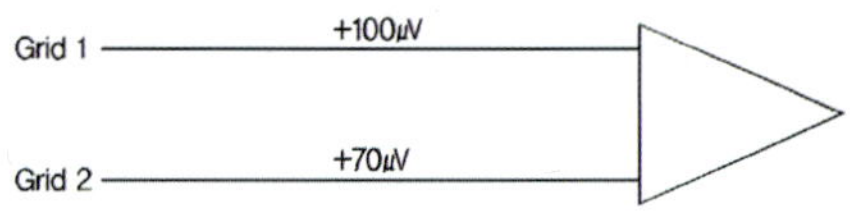

2. 뇌파검사의 목적과 대상 질환을 설명하시오.

3. 다음 뇌파의 구성요소에 대하여 설명하시오.

1) 주파수(frequency), 주기(period)

2) 진폭(amplitude), 전압(voltage)

3) 위상관계(phase relation)

4) 분포(distribution), 국재(localization)

4. 다음에 그림에 대하여 설명하시오.

1) 다음의 파형은 무엇이며 기록의 의의를 설명하시오.

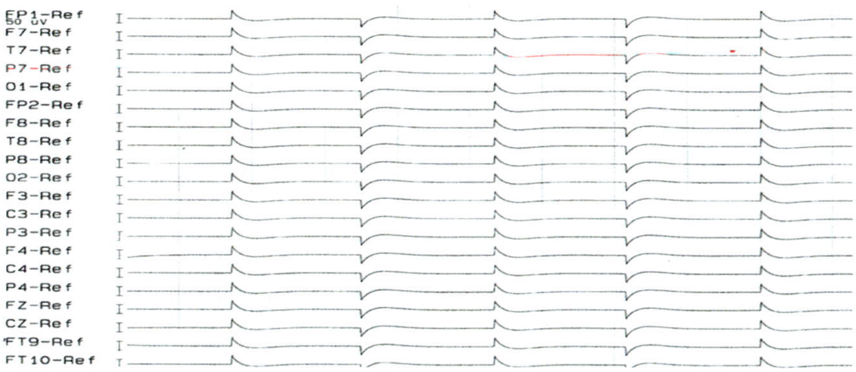

2) 아래 그림을 보고 기초율동(basic rhythm or activity)과 알파억제를 설명하시오.

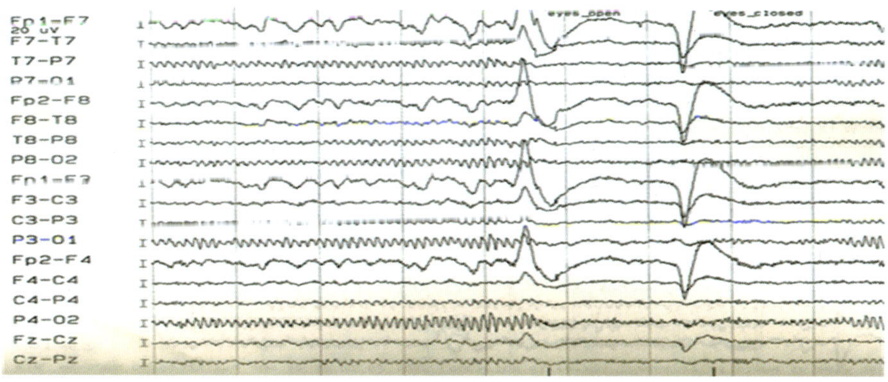

5. 다음 수면단계별 뇌파의 특징을 설명하시오.

1) NREM Stage I(얕은 수면초기)

2) NREM Stage II(얕은 수면기)

3) NREM Stage III(중등도 수면기)

4) NREM Stage IV(깊은 수면기)

5) REM(렘 수면기)

6. 뇌파계

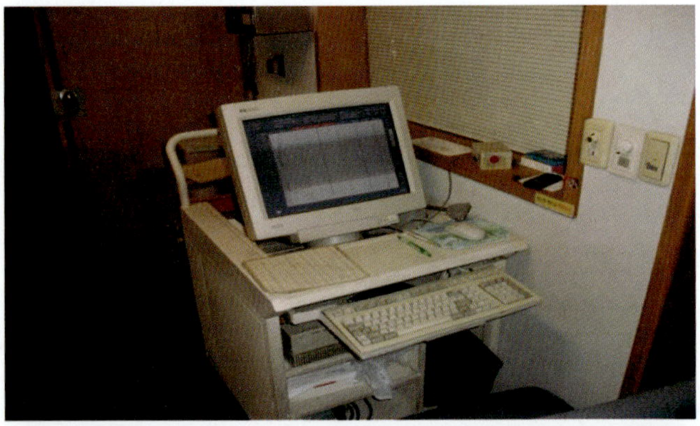

뇌파실

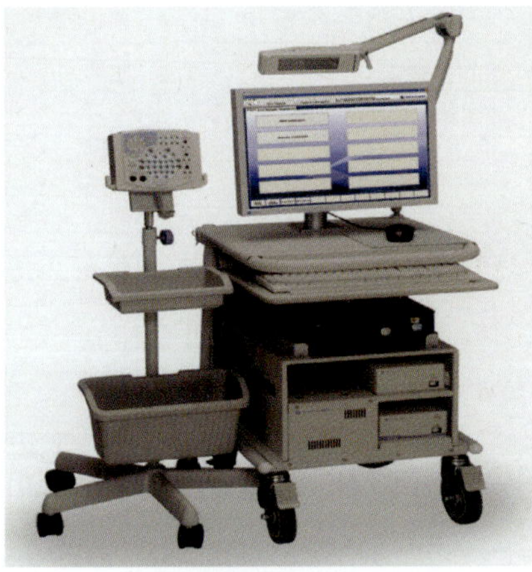

디지털 뇌파계

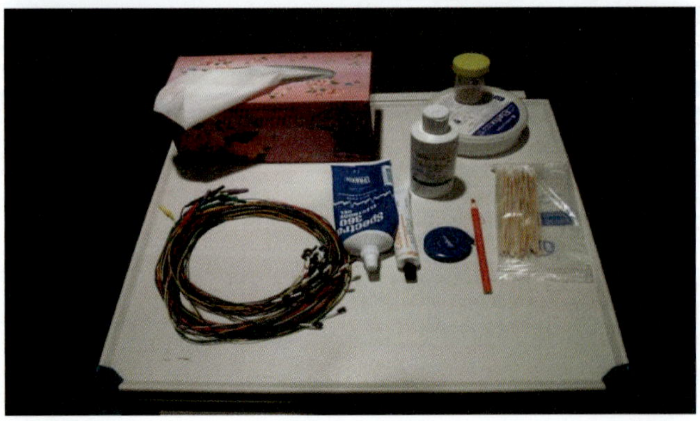

뇌파계 부속품

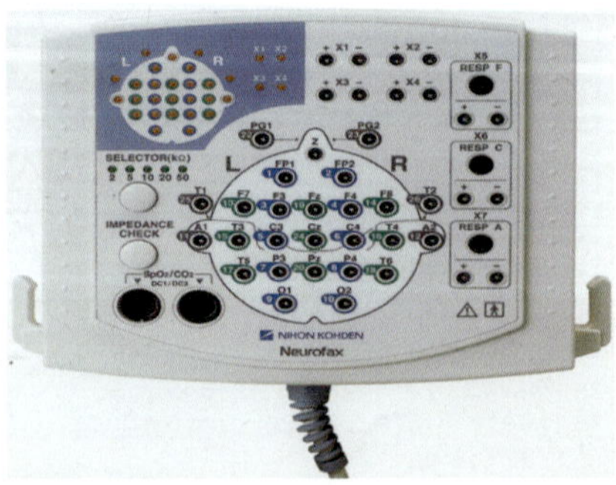

전극접속상자(electrode junction box)

7. 뇌파검사의 방법

1) 다음 10-20 시스템의 전극배치도에 전극명칭을 기입하시오.

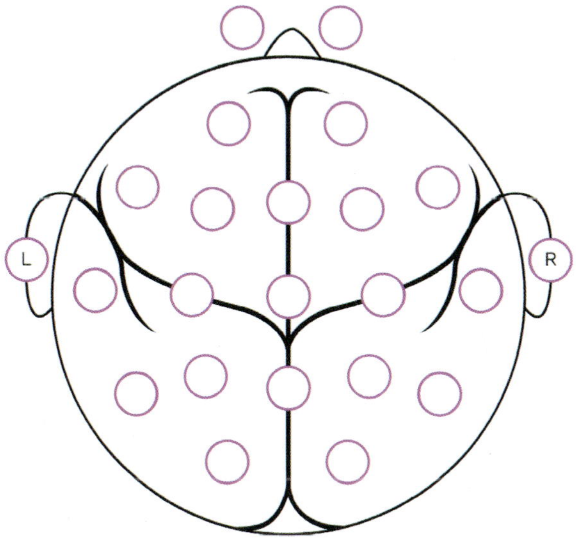

2) 뇌파의 부활법(Activation procedures)에 대하여 설명하시오.

(1) 개, 폐안(eyes open, eyes close) 부활법

(2) 과호흡(hyperventilation) 부활법

(3) 광자극(photic stimulation) 부활법

(4) 수면부활(sleep activation) 부활법

8. 뇌파의 인공산물(Artifact)

1) 인공산물의 정의를 설명하시오.

2) 인공산물의 종류, 원인 및 해결책을 설명하시오.

실습결과 보고서

실 습 년 월 일	반(조)	학 번	이 름	실습담당

실습제목 :

뇌파검사의 체크포인트

	실습평가항목	예	아니오
1	뇌파검사의 기초지식(의의, 파형, 교정곡선, 필터)에 대하여 이해하였는가?		
2	뇌파 소견의 특징(정상뇌파와 비정상뇌파의 구분)을 이해하였는가?		
3	소아 및 고령자 뇌파의 특징을 이해하였는가?		
4	뇌파의 전극부착법(10-20 시스템)과 유도법 원리를 이해하였는가?		
5	뇌파검사의 진행(Calibration, 부활법)에 대하여 이해하였는가?		
6	인공산물의 종류, 원인 및 해결책에 대하여 이해하였는가?		
7	수면뇌파와 수면의 단계 분석기준에 대하여 이해하였는가?		

학생실습 WORK SHEET

근전도(EMG) 및 유발전위 검사실　　　　　　　　　　년　　월　　일 (　　)요일

실습내용
근전도 및 유발전위 검사
실습목표
1. 근전도 검사에 이용되는 기기를 이해 2. 유발근전도(신경전도검사) 파형(CMAP, CNAP, H파, F파)을 이해 3. 운동 및 감각신경 전도의 측정법을 실습 4. 신경전도검사법의 주요 검사항목에 대하여 이해 (정중신경, 자신경, 뒤정강신경, 종아리신경, 얼굴신경, 눈깜박반사, 반복신경자극검사) 5. 근위부 신경전도 검사(후기 반응검사)의 종목과 측정법을 실습 6. 유발전위 검사법의 종류(시각유발전위, 청각유발전위, 체성감각유발전위) 7. 유발전위검사의 임상적 의의, 측정원리 및 파형

세부 실습내용

1. 근전도 검사법

1) 근전도(Electromyography)의 개념

(1) 근전도 검사와 유발근전도검사(신경전도검사)

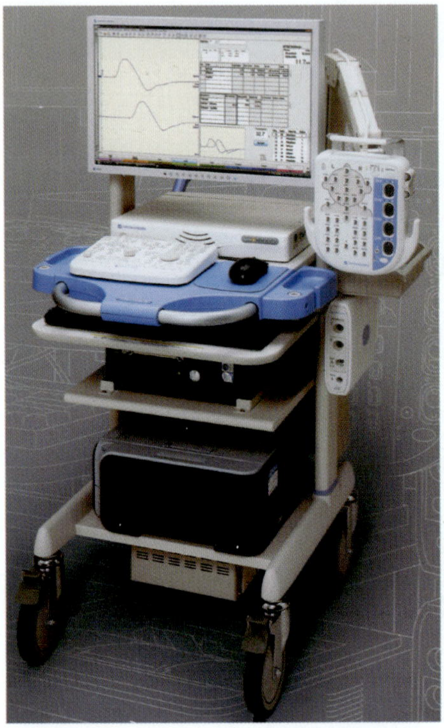
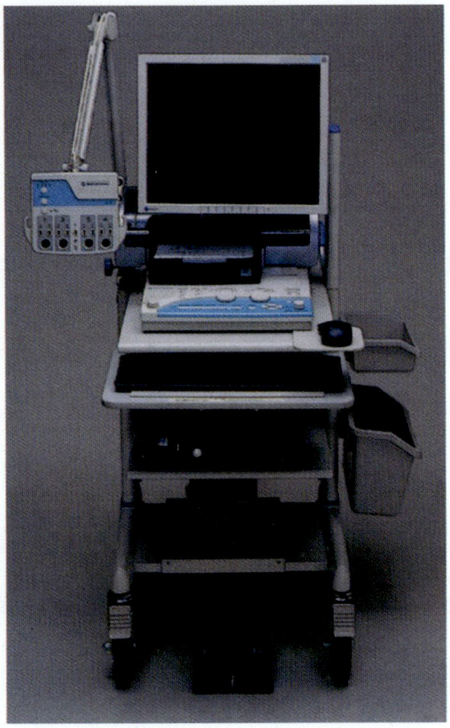

근전계-유발전위 장치(EMG-EP system)

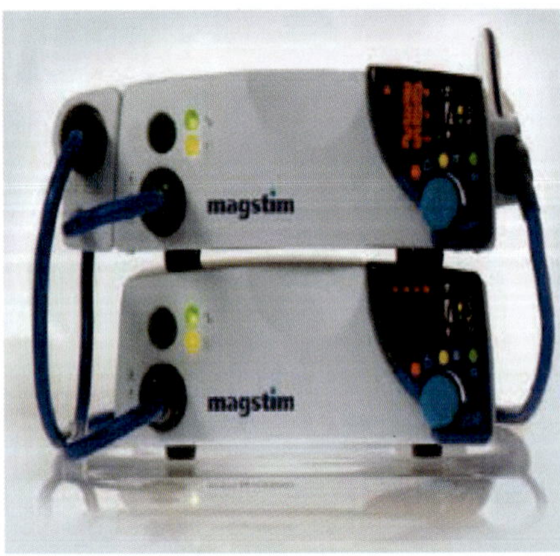

근전도용 자극기

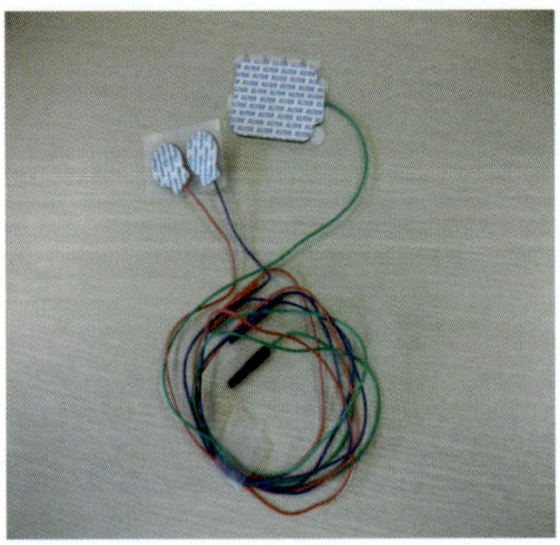

근전도용 전극

2. 신경전도검사(Nerve Conduction Study, NCS)

1) 운동신경전도검사

- 자극전극: 운동신경(motor nerve)
- 기록전극: 운동신경이 지배하는 근육(belly of muscle)
- 기준전극: 근육의 힘줄(tendon)
- 접지전극: 기록전극과 기준전극 사이 또는 근처

2) 운동신경전도검사를 통하여 얻을 수 있는 아래의 복합근육활동전위(CMAP) 모양 A~F까지 각 파형에 대하여 설명하시오.

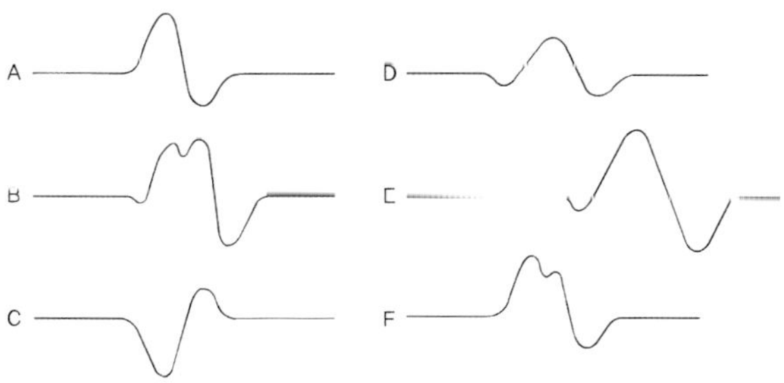

A: D:

B: E:

C: F:

3) 감각신경전도검사

- 자극전극: 감각신경(sensory nerve)의 원위부나 근위부
- 기록전극: 감각신경(sensory nerve)의 원위부나 근위부
- 기준전극: 기록전극의 후방 2~3 cm
- 접지전극: 기록전극과 기준전극 사이 또는 근처

(1) 아래의 사진을 보고 답하시오.

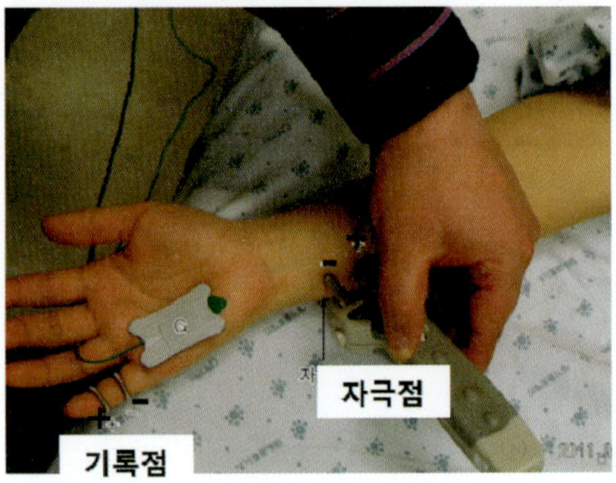

- 측정하는 신경은?

- 검사방법(정방향성 또는 역방향성 검사)과 이유를 설명하시오.

(2) 아래의 사진을 보고 답하시오.

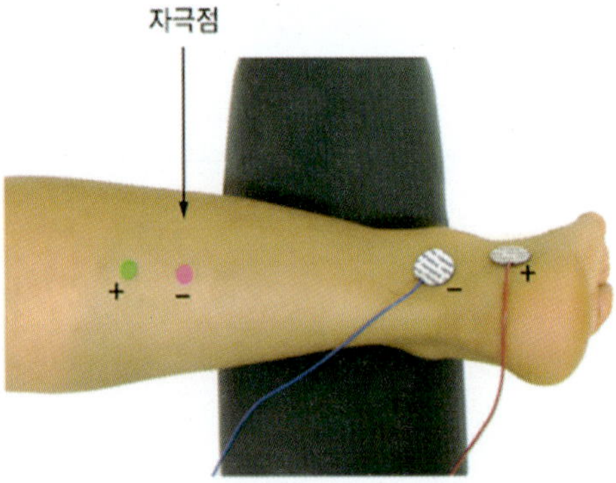

- 측정하는 신경은?

- 검사방법(정방향성 또는 역방향성 검사)과 이유를 설명하시오.

4) F-wave

- 자극전극: 운동신경(motor nerve)을 근위부 방향으로 자극
- 기록전극: 운동신경이 지배하는 근육(belly of muscle)
- 기준전극: 근육의 힘줄(tendon)
- 접지전극: 기록전극과 기준전극 사이 또는 근처

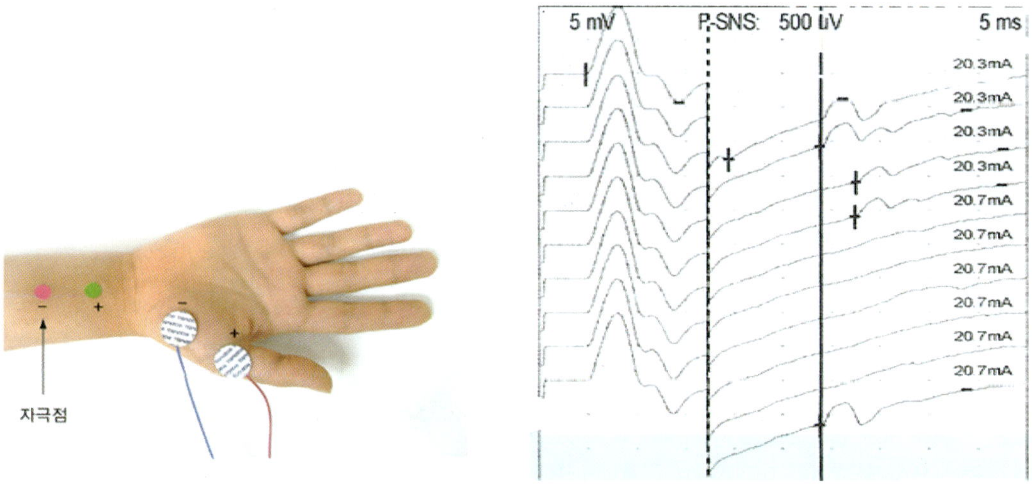

[정중신경의 F파 검사법과 F파 결과지]

5) H-reflex

- 자극전극: 뒤정강신경(posterior tibial nerve)을 근위부 방향으로 자극
- 기록전극: 장딴지근육의 내측(medial gastrocnemius muscle)
- 기준전극: 아킬레스 힘줄(achilles tendon)
- 접지전극: 기록전극과 기준전극 사이 또는 근처

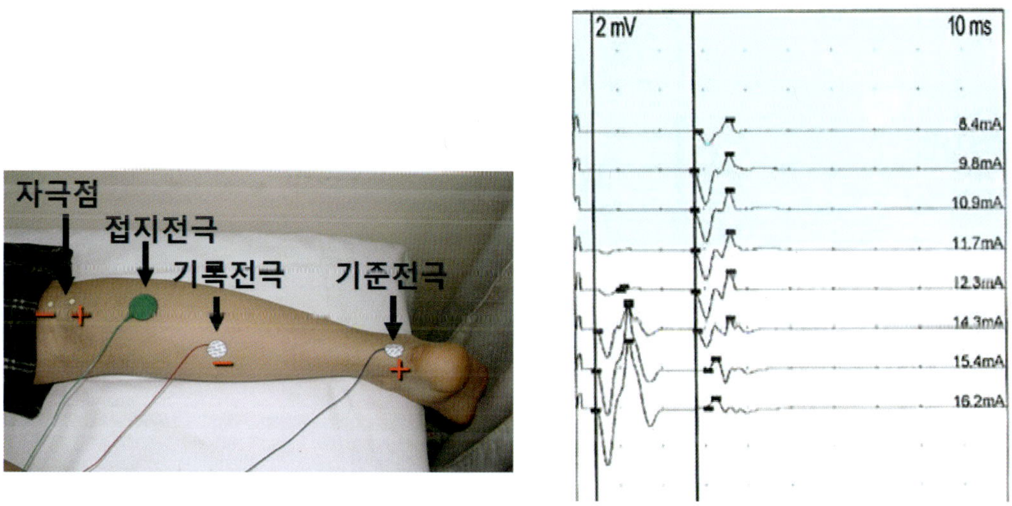

[H파의 검사법과 H파 결과지]

6) 눈깜박반사(순목반사, Blink reflex)

- 자극전극: 눈확위신경(상안와신경, supraorbital nerve)을 기록전극 방향으로 자극
- 기록전극: 눈둘레근(안륜근, orbicularis oculi muscle)
- 기준전극: 콧등
- 접지전극: 기록전극과 기준전극 근처 또는 팔

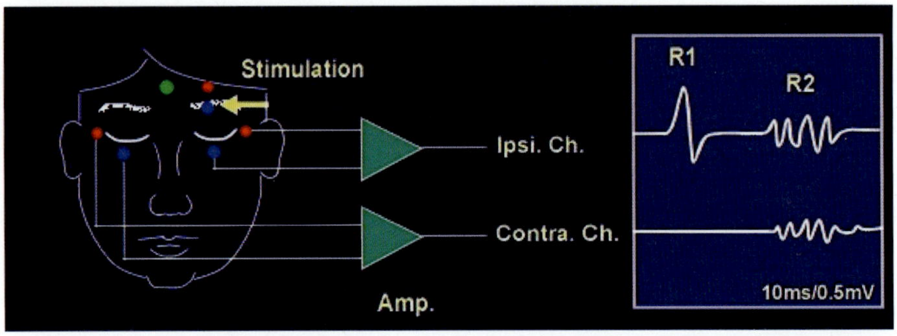

[눈깜박반사 검사의 방법과 R1, R2반응의 생성]

7) 반복신경자극검사(Repetitive nerve stimulation test, RNST or Jolly test)
- 자극전극: 운동신경(motor nerve)을 기록전극 방향으로 자극
- 기록전극: 운동신경이 지배하는 근육(belly of muscle)
- 기준전극: 힘줄(tendon)
- 접지전극: 기록전극과 기준전극 근처

(1) 반복신경자극검사
- 신경근육접합부 질환(중증근무력증, Lambert-Eaton myasthenic syndrome)의 진단에 사용
- 운동신경전도검사 결과 얻어지는 CMAP를 이용
- 저빈도, 고빈도의 자극을 이용하여 CMAP의 진폭변화를 관찰

2. 유발전위 검사법

1) 유발전위 검사의 기초

(1) 유발전위 검사란

(2) 임상적 의의

2) 유발전위 검사의 종류

(1) 뇌줄기 청각유발전위 검사(BAEP: Brainstem auditory evoked potential)

- 청각 자극을 주어서 전기적인 변화를 기록

① 전극 부착 부위

② 파형의 특징

(2) 시각유발전위 검사(VEP: Visual evoked potential)

- 여러 가지의 방법(Patten, flash, goggle)으로 시신경에 자극을 주어서 뒤통수부에 발생되는 전기적 변화를 기록

① 전극 부착 부위

② 파형의 특징

(3) 몸감각유발전위 검사(SEP: Somatosensory evoked potential)

- 신체의 감각신경을 자극하여 신체 여러 부분에서 전기적인 변화를 기록

① 전극 부착 부위

② 파형의 특징

실습결과 보고서

실 습 년 월 일	반(조)	학 번	이 름	실습담당

실습제목 :

근전도 및 유발전위 검사의 체크포인트

	실습평가항목	예	아니오
1	신경전도검사의 목적에 대하여 이해하였는가?		
2	신경전도검사에 영향을 미치는 인자에 대해 이해하였는가?		
3	신경전도검사 파형(CMAP, CNAP, H파, F파)을 이해하였는가?		
4	운동 및 감각신경전도 검사의 측정원리를 이해하였는가?		
5	신경전도검사법의 주요 검사항목(정중신경, 자신경, 뒤정강신경, 종아리신경, 얼굴신경, 눈깜박반사, 반복신경자극검사)에 대하여 이해하였는가?		
6	유발전위검사법의 종류(시각유발전위, 청각유발전위, 체성감각유발전위) 및 목적에 대하여 이해하였는가?		
7	유발전위검사법의 종류별 임상적 의의, 측정원리 및 파형에 대하여 이해하였는가?		

04

호흡기능검사학 및 기타생리학적 검사

호흡기능 검사학은 호흡운동 능력을 측정하거나 허파꽈리(폐포)와 혈액 사이의 산소 및 이산화탄소의 교환 상황을 조사하는 것으로 외호흡과 내호흡 중 외호흡을 측정·평가하는 폐기능 검사법이다. 폐기능 검사법의 종류는 다양하지만 크게 환기기능 검사와 폐포기능검사로 구분할 수 있다. 환기기능 검사에는 폐기량 측정, 노력성호출곡선, 환기량 측정, 환기역학 검사 등이 있으며, 이러한 검사를 통하여 구속성(제한성) 환기장애, 폐쇄성 환기장애 및 혼합성 환기장애를 구분할 수 있다. 폐포기능검사는 허파꽈리와 폐포 모세혈관 사이의 가스가 얼마나 용이하게 이동하는가를 측정하는 것으로 폐내 가스분포검사, 폐쇄용적검사, 폐확산능검사 등이 있다.

폐기능 검사는 환자의 협조 여부에 따라 결과치의 변화가 크므로 위양성화될 경우에 유의해야 하며, 특히 고령환자의 경우 자세하고 분명한 설명을 해주어야 한다. 또한 최대한 많은 공기를 빠르게 들숨과 날숨을 여러 차례 시행해야 하므로 환자로 하여금 올바른 자세로 검사에 임하도록 하고, 검사의 시범을 보이는 등 검사자의 세심한 노력이 요구된다. 검사자는 검사 후 결과치의 적합성과 재현성에 대한 검토를 바탕으로 검사의 재실시 여부도 판단할 수 있는 능력을 가져야 한다. 본 단원에서는 폐기능 검사의 검사별 기법에 대하여 임상실습 학생들이 습득해야 할 기본적인 지식과 술기에 대한 학습지침을 제시하고자 한다. 또한 기타생리학적 검사로 편재되어 있는 청력검사와 안과검사학은 최근 의학적 중요성이 확장되어 가는 임상 현실에 맞추어 학습지침으로 안과검사학과 청각및 평형기능 검사학을 제시하고자 한다.

호흡기능검사학 및 기타생리학적 검사의 임상분야

1. 폐기능검사
2. 기타생리학적 검사

호흡기능검사학 및 기타생리학적 검사 임상실습 교육일정

항목	실습내용	교육담당자
1	**1. 폐기능검사** **1) 폐기능검사의 기초(목적, 검사실의 환경 및 주의사항)** 2) 환기기능 검사의 종류 및 검사법(노력성폐활량, 최대환기량) 3) 유량-기량곡선의 측정법 및 파형분석 4) 구속성(제한성) 환기장애와 폐쇄성 환기장애의 해석 5) 체적기록법의 원리 및 임상적 의의 6) 폐확산능 검사법의 원리 및 임상적 의의 7) 기타	
2	**2. 기타생리학적 검사**	

학생실습 WORK SHEET

폐기능(PFT) 검사실　　　　　년　　　월　　　일 (　　)요일

실습내용
폐기능 검사

실습목표
1. 폐기능검사의 기초(폐기능 검사실의 환경 및 주의사항) 2. 폐기량 분획(호흡용적, 호흡용량) 3. 폐활량계를 이용한 측정법 및 판정기준 4. 환기기능 검사의 종류 및 검사법(노력성폐활량, 최대환기량) 5. 유량-기량곡선의 측정법 6. 구속성(제한성) 환기장애와 폐쇄성 환기장애 7. 잔기량, 기능적잔기량 및 폐확산능 검사의 측정법을 실습 8. 기타 폐기능 검사법의 종류와 의의

세부 실습내용

1. 폐기능 검사

1) 폐기능 검사의 의의

- 외호흡의 기능평가법으로 환기기능 및 폐포기능 검사를 통한 폐질환의 진단, 중등도, 치료판단 및 예후 판정
- 각종 폐질환(폐종양, 폐농양, 폐괴저)수술의 적합성 결정
- 폐결핵 환자의 수술 방법 선택
- 종합 건강진단(무증상 환자의 선별검사)
- 기질적 폐질환 외에도 신경증에 의한 호흡근육마비 및 호흡곤란의 진단
- 흡입제에 대한 알레르기 반응 검사 및 치료제의 효과 확인

2) 기체상태 표시법을 정리하시오.

(1) ATPS

(2) BTPS

(3) STPD

3) 폐활량계

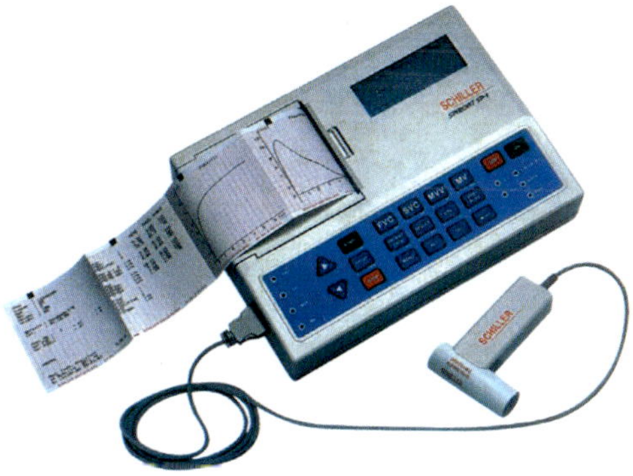

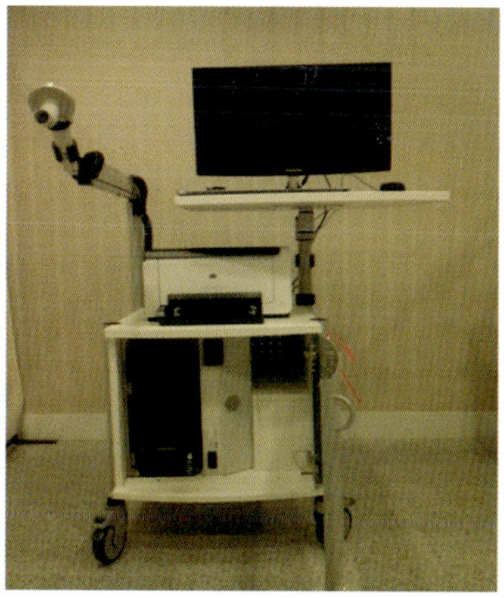

[디지털 폐활량계]

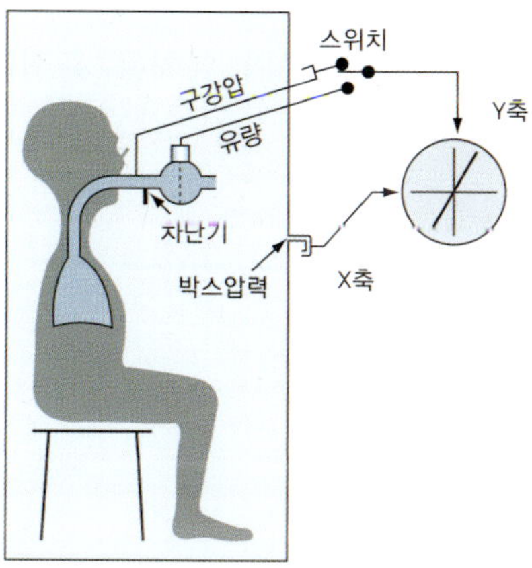

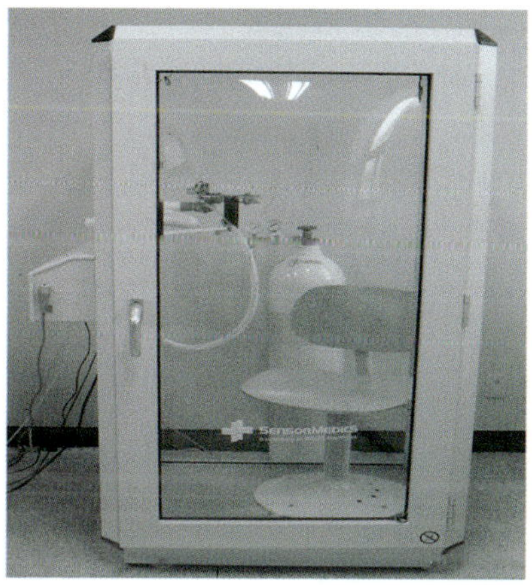

체적기록법

2. 폐기능 검사의 실제

1) 사선준비 및 보정실시(calibration)

2) 키, 몸무게 측정

3) 검사 전 설문 소사(흡연, 최근의 질병, 약물복용 등)

4) 폐활량측정의 목적 설명

5) 대상자에게 시범을 보임

- 폐활량측정 시 검사자세에 대한 설명
- 흡기 시 최대한 들어 마실 것
- 마우스피스의 사용법 설명
- 호기 시는 최대한 세고 빠르게 불도록 교육

6) 폐활량측정의 실시
- 올바른 자세를 유지하도록 유도
- 코마개를 할 것
- 최대한 흡입은 빠르게, 호기는 빠르고 세게 불어내도록 유도
- 잘못된 방법을 지적하여 그 다음 실시에서는 개선 되도록 교육(검사자의 노력)
- 적절한 검사가 3회 이상이 되도록 실시

7) 검사 후 적합성과 재현성에 대한 검토와 재실시의 여부를 판단

8) 해석, 결과보고 및 임상적 조치

3. 폐기능검사의 종류

1) 폐활량 검사법

(1) 다음 호흡곡선에서 용적, 용량의 구간 및 호흡의 깊이를 나타내는 4곳의 위치를 표시하시오.

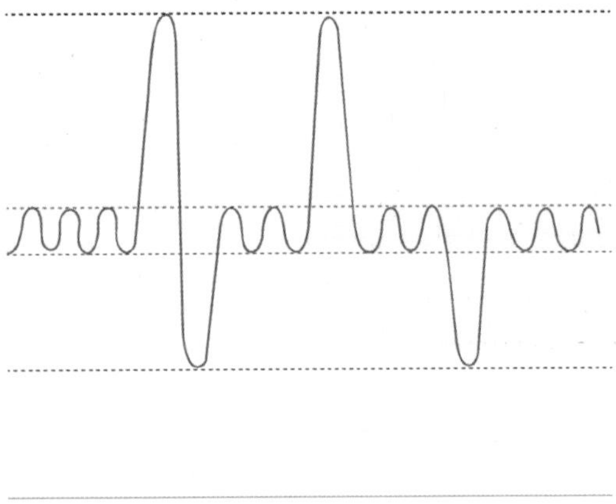

(2) 최대 노력성 날숨곡선을 통해 얻을 수 있는 다음에 대하여 정의하시오.

① 노력성 폐활량

② 시간폐활량

③ 공기흡입지수

④ 최대날숨 중간유량

(3) 다음 폐활량 검사법에 대하여 설명하시오.

① 폐활량(Vital capacity, VC)

② 노력성 폐활량(Forced vital capacity, FVC)

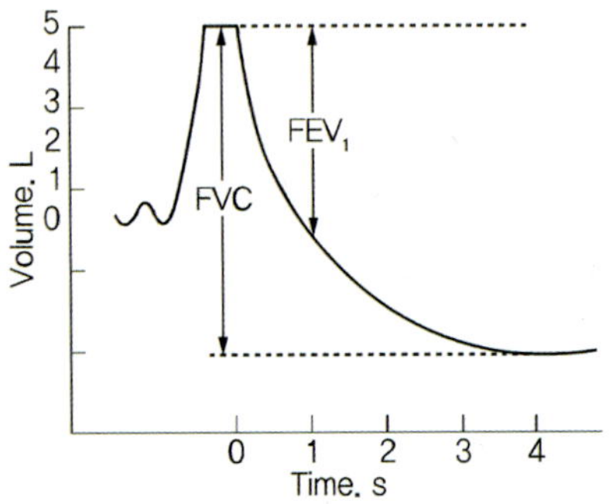

③ 최대 자발성 호흡량(Maximal voluntary ventilation, MVV)

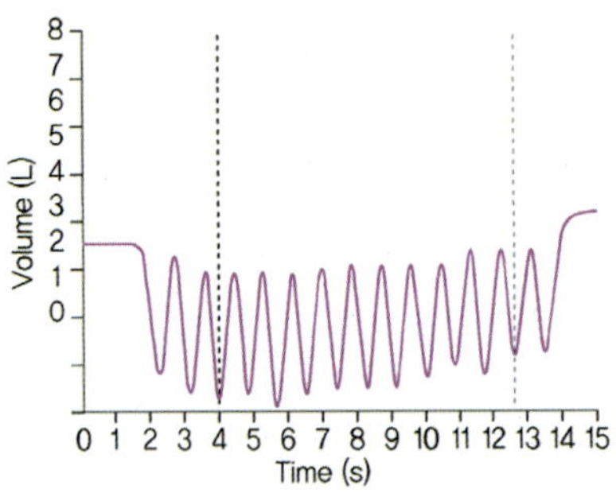

(4) 유량-기량곡선(Flow-Volume curve)

① 아래 그림을 보고 유량-기량곡선 정상파형의 의의를 정리하시오.

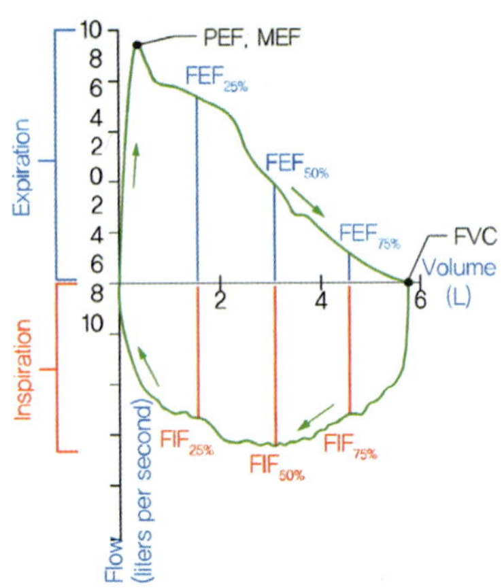

(5) 아래 그림 A와 B를 참고로 환기기능 장애에 대하여 설명하시오.

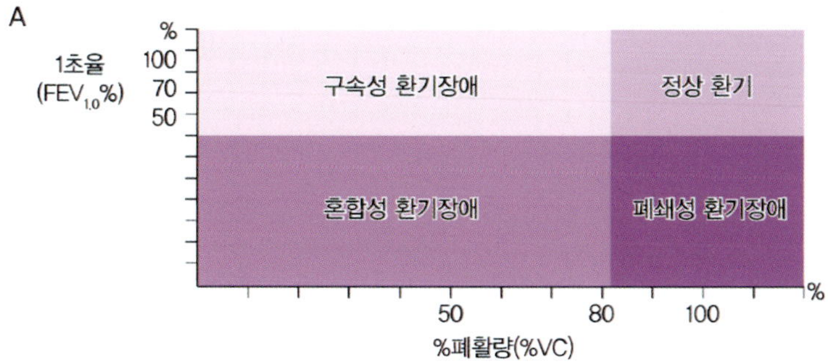

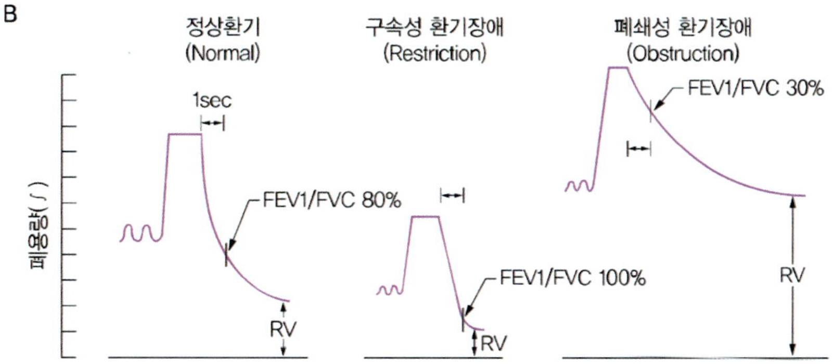

① 폐쇄성 환기 장애

② 제한성 환기 장애

③ 혼합형 환기 장애

2) 폐확산능 검사(Pulmonary diffusion capacity)

(1) 폐확산능 검사법의 정의

(2) 검사방법

(3) 임상적 의의

3) 체적기록법(Body plethysmography)

(1) 체적기록법의 정의

(2) 검사방법

(3) 임상적 의의

학생실습 WORK SHEET

폐기능(PFT) 검사실 년 월 일 ( )요일

실습내용

실습목표

실습결과 보고서

실 습 년 월 일	반(조)	학 번	이 름	실습담당

실습제목 :

폐기능 검사의 체크포인트

	실습평가항목	예	아니오
1	폐기능검사의 기초(목적, 검사실의 환경 및 주의사항)에 대하여 이해하였는가?		
2	폐기량 분획(호흡용적, 호흡용량)에 대해 이해하였는가?		
3	폐활량계를 이용한 측정법 및 판정기준을 이해하였는가?		
4	환기기능 검사의 종류 및 검사법(노력성폐활량, 최대환기량)에 대하여 이해하였는가?		
5	유량-기량곡선의 측정법 및 파형분석에 대하여 이해하였는가?		
6	구속성(제한성) 환기장애와 폐쇄성 환기장애에 대하여 이해하였는가?		
7	체적기록법 및 폐확산능 검사법에 대하여 이해하였는가?		

학생실습 WORK SHEET

기타생리학적 검사실　　　　　　년　　　월　　　일 (　　)요일

실습내용

실습목표

세부 실습내용

2. 기타 생리학적 검사

세부 실습내용

실습결과 보고서

실 습 년 월 일	반(조)	학 번	이 름	실습담당

실습제목 :

기타생리학적 검사의 체크포인트

	실습평가항목	예	아니오
1			
2			
3			
4			
5			
6			
7			

임상실습서 5판

2004년 12월 5일 1판 발 행
2010년 11월 15일 2판 발 행
2013년 11월 5일 3판 인 쇄
2016년 5월 25일 4판 발 행
2018년 1월 5일 4판 2쇄 발행
2022년 12월 5일 5판 발 행
2023년 7월 31일 5판 2쇄 발행

저 자 : 한국임상병리학과 교수협의회
발행자 : 남학순

발행처 : 도서출판 고려의학
(02880) 서울특별시 성북구 성북로9길 1 보문빌딩 3층
Tel. (02) 765-0333, 0337
Fax. (02) 743-2288
이메일 : kmedbook@daum.net
홈페이지 : www.komb.co.kr
신고번호 : 제2022-000006호

ISBN 979-11-92422-07-7
정가 30,000원